Stb

Markus Schirner, Jahrgang 1957, ist ausgebildeter Lehrer für Kinesiologie, Brain Gym und Touch for Health. Zu seinen weiteren Spezialgebieten zählen die Aroma- und Kräuterkunde, Meditations- und Atemtherapien sowie die buddhistische Philosophie. Seit mehr als 22 Jahren führt er mit seiner Frau Deutschlands größte spirituelle Buchhandlung in Darmstadt. Aus dieser entstand vor 15 Jahren der Schirner Verlag, der aufgrund der Fachkompetenz von Schirner zu den wichtigsten spirituellen Verlagen Deutschlands zählt. Markus Schirner selbst ist Autor verschiedener Praxisbücher aus seinen Fachgebieten.

In diesem Buch beschreibt der Autor zahlreiche Atemtechniken, die leicht erlernbar und für jeden durchführbar sind. Es ist ein sehr anwendungsfreundliches Buch und somit für alle geeignet, die sofort loslegen möchten. Zudem bietet es informatives Hintergrundwissen, das uns verstehen lässt, warum die Atmung so wichtig für unser Wohlbefinden ist. Im Anhang des Buches findet der Leser einen Überblick darüber, welche Atemtechnik welchen körperlichen oder seelischen Bereich unterstützt. Hier findet man unter Stichworten wie *Frieden finden, Gelassenheit, Kraft oder Konzentration* die jeweils passende Atemtechnik für den gewünschten Effekt.

Markus Schirner

Atem-Techniken

Zahlreiche einfache Atem-Übungen zur Selbstheilung, Verjüngung und Harmonisierung

Stb

Dieses Buch erschien bereits 2000 im Schirner Verlag.

ISBN 978-3-8434-4535-1

10. Auflage August 2013

Umschlaggestaltung: Murat Karaçay, Schirner,
unter Verwendung des Bildes #6082870
von Dmitry Pichugin, www.fotolia.de
Satz: Elke Truckses, Schirner
Printed by: OURDASdruckt!, Celle, Germany

www.schirner.com

Inhalt

Vorwort

In diesem Buch stelle ich Ihnen zahlreiche Atemtechniken vor. Dabei habe ich gezielt nur Atemtechniken ohne spezielle Körperübungen oder Yoga-Stellungen ausgewählt, die leicht erlernbar und für jeden durchführbar sind.

Mit den angeführten Übungen ist es möglich, das allgemeine Wohlbefinden eines jeden Menschen zu steigern und den natürlichen Bezug zu Atem, Körper und Bewusstsein wiederherzustellen. Im Krankheitsfalle können die Übungen unterstützend zur Seite stehen und Ausstrahlung und Selbstbewusstsein stärken. Des weiteren kann es jedem als Übungsanleitung zur Bewusstwerdung des eigenen Selbst dienen.

Es ist als reines Praxisbuch gedacht, mit dem ich die praktische Seite der Kontrolle über den Atem zeigen möchte.

Ich habe bewusst auf eine theoretische Abhandlung über Atemfunktionen, chemische Vorgänge und Anatomie des Körpers und speziell der Lungenfunktionen verzichtet. Zu diesen Themen stehen zahlreiche Fachbücher zur Verfügung, die Sie im Anhang aufgelistet finden.

Ich wünsche Ihnen einen langen Atem!

Markus Schirner

Es gibt nur einen Menschen,
der Dein Leben ändern kann: Du selbst.

Das Leben eines Menschen beginnt mit einem Atemzug und endet mit einer tiefen Ausatmung.
Dazwischen liegen Millionen von Atemzügen, die unser Leben auf alle möglichen Arten beeinflussen.
Unbewusst kontrolliert der Atem unseren Körper und der Körper unseren Atem.
Er beeinflusst sämtliche Funktionen in unserem Körper.

Er beherrscht uns.

Aber nur so lange, bis wir ihn beherrschen. Dann kann er uns in allen Lebenslagen und Situationen helfen.
Er hat die Fähigkeit, alle Funktionen unseres Körpers in Harmonie zu bringen.
Er kann heilen.
Er kann den Geist befreien.
Er kann uns unser Selbst erkennen lassen.
Er kann uns Gott und den Kosmos zeigen und uns mit ihm vereinen.

Lasst uns atmen und frei werden!

Einleitung

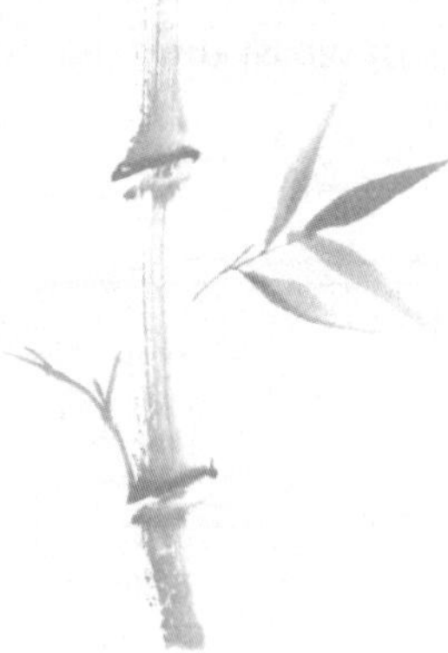

Dieses Buch wurde sorgfältig erarbeitet und recherchiert. Die einzelnen Übungen wurden vom Autor sorgfältig getestet und über längere Zeit hinweg mit großem Nutzen und ohne Schaden angewendet, dennoch kann keine Garantie für die Übungen übernommen werden. Sämtliche Angaben und Anleitungen erfolgen ohne Gewähr. Weder Autor noch Verlag können für eventuelle Schäden, die aus den im Buch erteilten Hinweisen entstehen, eine Haftung übernehmen. Gebrauchen Sie dieses Buch stets bewusst und eigenverantwortlich.

Das Leben ist entweder ein Abenteuer oder ein Nichts.

Kleines Atemwissen

Wussten Sie schon, dass ...

... der Sauerstoff in der Medizin den wichtigsten Platz einnimmt?

... Sie mit einem langsamen, tiefen Atemzug sechs- bis zehnmal mehr Luft aufnehmen als mit einem normalen, flachen?

... unser Gehirn 80 % des eingeatmeten Sauerstoffs verbraucht?

... Sie den Reinigungsprozess Ihres Lymphsystems durch bewusstes und richtiges Atmen um mehr als das Zehnfache beschleunigen können?

... das Zwerchfell der größte Muskel des Körpers ist?

... wir von ca. 750 Millionen Lungenbläschen im Schnitt nur jedes zwanzigste benutzen?

... 70 % aller Abfallstoffe des Körpers über den Atem ausgeschieden werden? Weitere 20 % werden über die Haut und nur 10 % über Ausscheidungen des Verdauungstrakts entsorgt.

Bitte beachten Sie

Unser Atem kann sehr große Energien freisetzen und auf körperlicher und seelischer Ebene vieles bewirken. Atemübungen sollten deshalb nicht als harmloses Werkzeug unterschätzt werden. Die richtige Atemschulung eröffnet uns ein ganzes Universum von Möglichkeiten. Ihr ganzes Leben kann damit verändert werden. Stimmungen, Gefühle und Gedankenmuster wandeln sich. Mehr Kraft und Energie in Ihrem Inneren geben Ihnen die Mittel, über Ihre eigenen Grenzen hinauszuwachsen.

Diese Mittel müssen gezielt, sicher und sinnvoll eingesetzt werden, damit die Kraft Ihrer neuen Persönlichkeit andere Menschen nicht verletzt oder zurückstößt. Erkennen und danach handeln sollte zur Tugend erkoren werden, sodass die neuen Energien in Ihrer persönlichen Umgebung Zufriedenheit und Glück verbreiten.

Für alle Atemtechniken gilt:

- Übertreiben Sie keine Übung und zwingen Sie sich zu nichts. Hüten Sie sich vor dem Gedanken, schnell vorwärtskommen zu wollen und Ergebnisse im Handumdrehen erzwingen zu wollen. Es kommt nicht auf die Häufigkeit und Intensität des Übens an, sondern auf Ihre »geistige Haltung« und das Maß Ihrer »inneren Bewusstheit«.
  Richtig zu atmen ist ein Reifungsprozess, der auch von Ihrem seelischen und Ihrem körperlichen Wachstum abhängt. Oft muss der Körper noch einige Entgiftungs- und Entschlackungsvorgänge vollziehen, bevor er auf anderen Ebenen handlungsfähig wird.

Beschleunigen Sie nichts, und führen Sie nichts gewaltsam herbei.

- Sollten bei einer Übung Ängste oder Unbehagen auftreten, brechen Sie die Übung umgehend ab. Hier wäre es empfehlenswert, einen Atemlehrer aufzusuchen oder eventuell sogar eine psychologische Beratung in Betracht zu ziehen, da es bei verschiedenen Atemtechniken durchaus zur Lösung tiefgreifender seelischer Blockaden kommen kann.
- Machen Sie nie nach einer Mahlzeit Atemübungen, sondern lassen Sie sich danach mindestens zwei Stunden Zeit.
- Das freie Atmen sollte nie durch den Druck von Kleidungsstücken, Schmuck oder anderen Gegenständen eingeschränkt werden.
- Unterdrücken Sie nie das Bedürfnis Ihres Körpers, bestimmte Dinge zu tun. Wenn während einer Atemübung Atembedürfnisse entstehen, wie zum Beispiel schneller oder tiefer zu atmen, dann geben Sie ihnen unbedingt nach (gerade Anfänger)!

Dieses Buch und die darin vorgestellten Techniken sollen keinen Arzt oder Therapeuten ersetzen, können jedoch bei jeder Behandlung als Unterstützung eingesetzt werden.

Kontraindikation:

Bei Lungenkrankheiten sollten Sie davon absehen, die hier vorgestellten Atemübungen nachzuvollziehen oder aber zuvor mit Ihrem Arzt klären, welche er als förderlich erachtet, Ihren Gesundheitszustand zu verbessern.

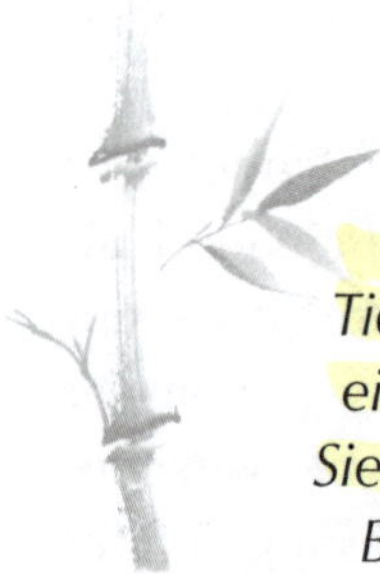

Echte Atmung ist Heilung.
Tiefe und bewusste Atmung ist
einfach und zugleich mächtig.
Sie ist ein Schatz, der in dir ruht.
Benutze ihn und werde heil.

Atem

Jeder Mensch hat seinen ureigensten Atemrhythmus, von dem er sich leiten lässt. Er spiegelt zu jeder Zeit unsere seelische Verfassung wider. Wir vertrauen allzu gern dieser natürlichen Atemordnung und geben uns ihrer Führung hin.

Jede unserer Stimmungen, wie zum Beispiel Wut, Angst, Aggression oder Stress, genauso wie Freude, Liebe und Harmonie, löst eine Kettenreaktion von Körpervorgängen aus, die sich oft über viele Ebenen hinweg auf unsere Gesundheit auswirken.

Eigentlich sollte immer eine korrekte Atmung vorhanden sein, um auszugleichen und zu harmonisieren.

Die Grundlage für die körperliche Gesundheit ist ein gut funktionierender, gesunder Blutkreislauf. Dieser transportiert Nährstoffe und Sauerstoff in jede Zelle unseres Körpers, aber nur soweit ausreichend Sauerstoff vorhanden ist.

Zum Abtransport von Gift- und Schlackestoffen sowie von überschüssigen Flüssigkeiten steht dem Körper ein weiteres, viermal so großes System zur Verfügung – das Lymphsystem. Dieses Lymphsystem wird nicht wie der Blutkreislauf von einer Pumpe angetrieben, sondern zum einen Teil durch die Atmung und zum anderen durch die Muskelbewegung. Mit einer tiefen und bewussten Atmung haben wir mit Abstand die wirksamste Methode zur Verfügung, um unseren Körper zu reinigen. Unser Körper kümmert sich im Normalfall von alleine darum: Ohne dass wir groß darüber nachdenken müssen, wird dieses System durch eine tiefe und langsame Bauchatmung optimal in Betrieb gehalten.

Es ist traurig zu beobachten, dass die Menschen unserer Gesellschaft kaum oder nur noch innerhalb weniger Zeitspannen eines Tages diese natürliche Atmung benutzen. Durch falsche Atmung gelangen wir nämlich in einen Teufelskreis aus Vergiftung und Unterversorgung des Körpers. Das Energieniveau wird auf unterstem Level gehalten, Seele und Körper werden dauerndem Ungleichgewicht ausgesetzt.

Unsere Beziehungslosigkeit zum eigenen Atem zeigt sich auch in der Haltung der Menschen, denn Körperhaltung und Atmung bedingen sich gegenseitig. Sie sind aufs Engste miteinander verbunden.

Eine aufrechte Haltung gewährleistet meistens eine gute und tiefe Atmung – und umgekehrt! Die Körperhaltung spiegelt wiederum die seelische Haltung eines Menschen wider. Auch diese wird durch die Atmung stark beeinflusst, und gefühlsmäßig verwirrende oder verstörende Bewusstseinszustände können durch eine natürliche Bauchatmung ausgeglichen werden.

Immer wieder täglich zehn bis zwanzig Minuten eine tiefe Bauchatmung zu üben, harmonisiert den gesamten Stoffwechsel unseres Körpers. Sie lässt uns auch tiefer schlafen, entlastet das Herz und stärkt das gesamte Ausscheidungssystem. Wenn diese Tiefenatmung oft genug und beharrlich ausgeführt wird, gestaltet sie sich für den Körper zur unbewussten Gewohnheit.

Nasen- oder Mundatmung?

Am besten, natürlichsten und gesündesten ist die Nasenatmung. Die Natur hat uns die Nase und nicht den Mund als Atmungsorgan gegeben – das hat seinen tieferen Sinn: Sie führt Ihrem Körper die Atemluft auf wirksamste Weise zu, denn beim Einatmen durch die Nase wird die Luft befeuchtet und erwärmt – vor allen Dingen aber auch gereinigt. Bei einer gesunden Nasenschleimhaut geraten auf diesem Wege kaum noch Keime oder Staubpartikel in die Lunge – Mundatmer leiden stärker unter Ansteckungskrankheiten als Nasenatmer. Tiefes Ein- und Ausatmen über die Nase hält den gesamten Energiehaushalt des Körpers auf einem beständig hohen Niveau. Im Gegensatz dazu drückt die reine Mundatmung die Körperenergie auf ein bleibend niedriges Niveau. Reine Mundatmung mindert die gesamte Leistung und das Denkvermögen. Sie ist vom Körper nur als Not-Atmung gedacht.

Wenn wir über die Nase einatmen und über den Mund ausatmen, erhält der Körper mehr Energie als er abgibt. Das Energieniveau im Körper steigt schnell an. Atmen wir jedoch über den Mund ein und über die Nase aus, so sinkt das Energieniveau im Körper. Wenn wir durch die Nase einatmen und mit gespitzter Lippe leicht pfeifend die Luft wieder herausdrücken, werden ganz gezielt die Epithelkörperchen in der Schilddrüse angeregt. Dadurch wird der gesamte Stoffwechsel gefördert und ausgeglichen sowie der Kreislauf und sämtliche Gehirnaktivitäten angeregt.

Atmen wir durch das rechte Nasenloch ein (»Sonnenatem«), aktivieren wir die linke Gehirnhälfte und unterstützen die männlich-aktiven Persönlichkeitsanteile: Wir können leichter Entscheidungen treffen, Nein sagen und uns durchsetzen. Auch unser Kurzzeitgedächtnis und das logische Denkvermögen werden dadurch gestärkt und unterstützt.

Fließt der Atem jedoch durch das linke Nasenloch (»Mondatem«), beleben wir die rechte Gehirnhälfte und die weiblich-intuitiven Anteile in uns. Wir werden mehr »aus dem Bauch heraus« und nach unserem Gefühl handeln können. Es verstärkt die Empfindungsfähigkeit und das gefühlsmäßige Erleben. Des weiteren regt dieses Atmen unser Langzeitgedächtnis an und lässt sich dadurch beim Lernen gut einsetzen.

Übrigens wechselt jeder Körper alle zwei Stunden von ganz alleine das Nasenloch, über das er die Luft in den Körper strömen lässt.

Der Atem ist immer stärker als wir,
deshalb sollten wir uns nicht gegen ihn wehren,
sondern uns von ihm führen lassen.

Empfehlungen

für den Anfänger

Seien Sie sich selbst der Lehrer, der Sie zu regelmäßigem Training anleitet. Selbstvertrauen ist die stärkste Quelle für jedes gute Gelingen – auch für die richtige Atmung. Hören Sie auf, Ihre Atmung und damit Ihr Leben an zweite Stelle zu setzen. Räumen Sie dafür den ersten Platz frei. Alle Probleme, die dagegen sprechen, haben nur die Macht, die Sie ihnen gewähren.

Üben Sie täglich, am besten morgens und abends, und lassen Sie den Atem als bewussten Begleiter den ganzen Tag über wirken. Verlangen Sie sich anfangs jedoch nicht zu viel ab. Beginnen Sie mit kleinen Übungen und geringer Zeit, und lassen Sie diese von Tag zu Tag wachsen. Die Übungen stellen einen sich entfaltenden Prozess dar, der Ihnen immer Freude bereiten soll. Steigern Sie deshalb Ihre Anforderungen nur in dem Maße, wie Sie sich dabei wohlfühlen. Bleiben Sie aber dennoch diszipliniert und üben Sie täglich.

Entdecken Sie in den einzelnen Übungen, was Ihnen am besten bekommt. Stellen Sie sich ein kleines Programm zusammen, bei dem Sie zuerst die Bauchatmung und danach die Vollatmung kennen- und in Ihre Normalatmung integrieren lernen, bevor Sie in die fortgeschrittenen Techniken einsteigen.

Beobachten Sie stets die Reaktionen Ihres Körpers. Jede Muskelverspannung oder -verkrampfung blockiert Ihren Atem. Die Aufhebung der Blockierung bedeutet häufig schon eine Verbesserung oder Normalisierung der Atemsituation.

Lernen Sie, in Ihren Atem Vertrauen zu haben: Die »richtige Atemtechnik« vermag alle seelischen Probleme zu lösen. Ihr Atem ist immer Ihr wichtigster Heiler.

Der lange Atem führt dich zum Sieg.

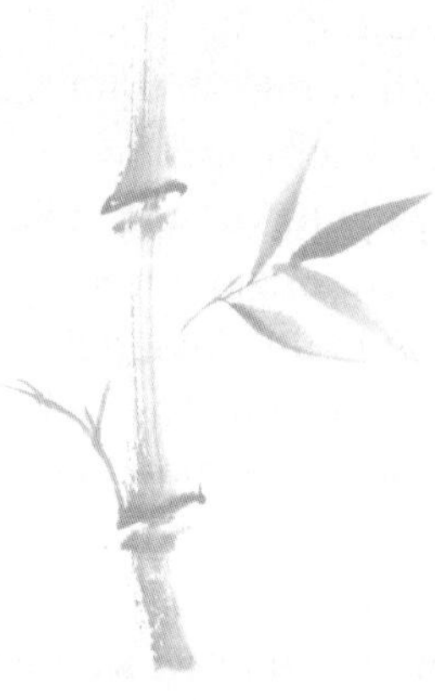

Prana

Unsere Atemluft ist ein Gasgemisch aus Stickstoff, Sauerstoff, Argon, Kohlendioxid, Helium und einigen anderen Gasen mehr. Die Wissenschaft kann genau erklären, was der Oxidationsprozess »Atmung« im Körper bewirkt. Die Luft enthält jedoch nicht nur die wissenschaftlich belegbaren Bestandteile sondern ein weiteres, außerordentlich lebenswichtiges Element:

Die alten Inder nannten es »Prana«, in der westlichen Welt und in der Bibel wird es »lebendiger Odem« genannt. Wir können es auch seiner Bedeutung entsprechend »Lebensstoff« oder »Biogen« nennen. Wissenschaftlich nachweisbar ist es genauso wenig wie unsere Seele, und trotzdem erfüllt es jedes Leben, ja sogar jedes Atom mit seiner Energie. Prana – der alles durchdringende Lebenshauch, das Elixier des Lebens, das von Gott gegebene Werden, Wachsen und Gesunden. Wir können seine Wirkung spüren, auch wenn wir sein Wesen nicht kennen.

K. O. Schmidt schreibt dazu: »Prana ist das erste Bewegende, die primäre Kraft, die sich im Makrokosmos als Gravitation äußert, im Mikrokosmos als elektrische oder atomare Energie und im organischen Kosmos als Kraft des Lebens oder als die Seele der Kraft ...« Diese Kraft kann sich jeder Mensch nutzbar machen durch die Kraft des bewussten, lebendigen Atems.

Die normale Sauerstoffaufnahme ist mehr oder weniger ein mechanischer Vorgang, wohingegen die Aufnahme von Prana ein dynamischer Umwandlungsprozess ist. Je bewusster diese Aufnahme geschieht, desto stärker und intensiver können wir diese Energie in uns wirken lassen.

Bewusste »Prana-Atmung« gilt in allen Yoga-Systemen als der Urquell für Gesundheit und Lebenskraft. Sie stärkt die Nerven, fördert die Kreativität und lässt uns unser Leben aktiver, lebendiger und schöpferischer gestalten. Wenn wir irgend etwas in unserem Leben ändern wollen, sollten wir an der tiefsten und wichtigsten Stelle, eben bei unserem Atem, beginnen:

Bewusst atmen!

Bei jeder Übung in diesem Buch ist dies die wichtigste Grundregel, die wir stets beachten sollten. Von dieser »Bewussten Atmung« hängt der Erfolg jeder Atemtechnik ab.

Pranayama

Pranayama ist die höchste Schule der Atmung.· Der Name setzt sich zusammen aus: Prana = Atem (Lebensenergie) und Ayama = Ruhe. Pranayama entspricht somit der Ruhe des Atems, oder anders ausgedrückt, Pranayama ist die Technik des Atemverharrens!

Übungen zur Tiefen- und Zwerchfellatmung haben nichts mit Pranayama zu tun. Sie sind sehr gute, gesundheitsfördernde Übungen und dienen in der Hauptsache der Reinigung sämtlicher energetischer Kanäle (Nadis) im Körper. Wechselseitige Atemübungen ohne Atemverharrung beseitigen die Verstopfungen dieser Energiebahnen und sind wiederum ideal zur Vorbereitung von Pranayama-Übungen (siehe Abschnitt »Reinigung der Atemwege« in diesem Kapitel).

Das Verharren im Atem wird »Kumbhaka« genannt und stellt das wesentliche Element des Pranayama dar. Die anderen beiden Stufen der Atmung sind Einatmen, auch »Puraka«, und Ausatmen, auch »Recaka«, genannt. Im Laufe der Übungen wird Kumbhaka allmählich verlängert. Dies beeinflusst die Intensität der Pranaströmung.

Das Atemverharren darf nie erzwungen werden, und es darf niemals auf Kosten des Ein- und Ausatmens geschehen.

Durch die innere Ruhe und die Bewusstheit des Atems wird das Ziel von alleine erreicht. Nur die dauernde Verbindung von Geist und Atem ohne Unterbrechung ist Pranayama.

Ausatmen (Recaka)

Einen sehr großen Wert wird bei Pranayama auf die Qualität der Ausatmung gelegt. Ist diese nicht ausreichend, d.h. ruhig, langsam und ohne Stockung, so ist dieser Mensch noch nicht bereit für Pranayama. Ungleichmäßiges Ausatmen deutet auf eine Krankheit hin und kann sogar krankheitsfördernd sein.

Die Ausatmung dient unter anderem dazu, Unreinheiten aus dem Körper abfließen zu lassen und dadurch die Gesundung des Körpers zu unterstützen. Eine Blockade im Fluss des Ausatmens ist ähnlich zu beurteilen wie eine Blockade in einer sanitären Anlage: Das Wasser muss fließen, ansonsten bekommen wir erhebliche Probleme.

Zuallererst muss die Ausatmung stimmen, danach die Einatmung und erst dann kann das Atemverharren den Körper auf die richtige Weise mit Prana versorgen.

Einatmen (Puraka)

Es gibt im Pranayama verschiedene Techniken einzuatmen. Alle Techniken haben eines gemeinsam: Es wird im Allgemeinen (mit wenigen Ausnahmen) über die Nase eingeatmet. Dabei wird der Atem von unten (Zwerchfell-Atmung) in den mittleren Bereich (Rippen-Atmung) gehoben und füllt letztendlich den oberen Bereich der Lungen (Schlüsselbein Atmung). Dies wird alles ohne Überanstrengung und ohne Zwang oder Druck ausgeübt.

Atemverharren (Kumbhaka)

Durch den Druck, der beim Anhalten der Luft entsteht, wird unser Körper zur Arbeit gezwungen. Da sich die Luft nicht verflüchtigen kann, verschafft ihr die Natur im Organismus schmale Schächte, durch die sie strömen kann. Atmen wir die Luft nach dem Einatmen gleich wieder aus, geht die gesamte in ihr enthaltene Kraft verloren. Halten wir sie jedoch an, geht sie durch all diese kleinen Kanäle hindurch und verteilt und hinterlässt überall die mitgebrachte Energie.

Dieses Luftanhalten ist allerdings nicht zu vergleichen mit dem, was wir üblicherweise tun, wenn uns etwa ein Geruch belästigt. Einer der wichtigsten Grundsätze in der Pranayama-Atmung wirkt fast wie Wortklauberei, beschreibt jedoch einen tiefgreifenden Unterschied: Halten Sie den Atem nie an, sondern verharren Sie im Atem!

Lassen Sie mich dies mit einem Beispiel erklären: Ein Zug fährt langsam einen Hügel hinauf. Der Antrieb wird weggenommen, gerade so, dass er oben auf einem Plateau ruhig zum Stehen kommt. Er verharrt an dieser Stelle. Dann schiebt ihn die Schwerkraft wieder sanft an und er rollt den Hügel hinunter. Benutzt der Zugführer jedoch seine Bremse, kommt er in der letzten Phase der Fahrt unvermittelt zum Stehen und auch das erneute Anfahren wird durch das Lösen der Bremse mit einem kleinen Ruck begonnen.

Versuchen Sie es selbst einmal: Füllen Sie Ihre Lunge zur Hälfte, und halten Sie den Atem an. Atmen Sie wieder aus. Füllen Sie erneut die Lunge zur Hälfte, und lassen Sie die Luft in der Lunge zur Ruhe kommen und nach zwei Sekunden des Verharrens wieder sanft hinausgleiten.

Körperhaltung

Bei allen Pranayama-Übungen ist keine bestimmte Sitzhaltung vorgeschrieben. Viele können im Stehen, Sitzen oder Liegen ausgeführt werden. Sie funktionieren im Lotossitz genauso gut wie auf einem Stuhl. Wichtig bei allen Haltungen ist eine gerade Wirbelsäule, um den Energiefluss des Prana durch die jeweiligen Kanäle (Nadis) optimal und ungehindert zu leiten.

Die besten Ergebnisse werden im echten Lotossitz erzielt, da in dieser Position die Wirbelsäule die dienlichste Haltung einnimmt. Viele Menschen beherrschen diese Sitzhaltung leider nicht. Sie können jedoch alle Übungen auch auf einem Stuhl aufrecht sitzend oder in einer anderen Sitzhaltung wie beispielsweise dem Schneidersitz oder dem halben Lotossitz ausführen. Auch kann dabei zur Unterstützung eine Sitzbank oder ein Sitzkissen benutzt werden.

Wichtig dabei ist, dass die Knie so tief wie möglich gehalten werden. Je weiter diese hochragen, desto mehr erschweren sie der Wirbelsäule die aufrechte Haltung. Wichtig ist auch, dass die gewählte Sitzhaltung bequem ist und über einen langen Zeitraum unverändert beibehalten werden kann.

Die optimale Haltung verhindert frühzeitiges Ermüden und steigert sogar Ihre Energie.

Augenhaltung

Die Augen sollten immer geschlossen sein, und der Blick sollte auf ein »inneres Schauen« ausgerichtet sein. Die Augen peilen dabei unbewegt einen Punkt an, der entweder zwischen den Augenbrauen, an der Nasenspitze oder auf unserem Bauch liegt. Der Blick sollte während der gesamten Atemübung darauf fixiert sein

Zungenhaltung

Bei vielen Atemtechniken des Pranayama wird mit dem Zwerchfell als Atemmuskel gearbeitet. Der Luftstrom gleitet dabei durch die Nase. Um eine bestmögliche Atmung zu erzielen, empfehlen die Yogis, während der Einatemphase die Zungenwurzel an den hinteren Gaumen zu drücken: Öffnen Sie leicht den Mund und sprechen Sie ein langgezogenes, nasales »ng« aus. Oder atmen Sie einmal mit offenem Mund durch die Nase. Beobachten Sie dabei Ihre Zunge – so sollte sie bei der Zwerchfellatmung immer liegen.

Reinigung der Atemwege

Im Pranayama wird von allen Yogis sehr großer Wert auf die Reinigung der Atemwege und der Nadis (Energiekanäle – Swami Sivananda: »Nadis sind astrale Röhren, die aus der Astralmaterie bestehen und psychische Ströme leiten«) gelegt. Die einfachste Methode der Klärung ist die folgende, wechselseitige Atemtechnik:

Ihr Daumen liegt auf dem rechten Nasenflügel, Ringfinger oder kleiner Finger auf dem linken. Schließen Sie das rechte Nasenloch und atmen Sie so tief über das linke ein, wie es ohne Anstrengung möglich ist. Nun verschließen Sie das linke Nasenloch und atmen über das rechte langsam und beständig aus. Unmittelbar danach atmen Sie auf der rechten Seite ein, verschließen sie und atmen auf der linken Seite aus – in diesem Rhythmus fahren Sie drei bis fünf Minuten lang fort.

Diese Atmungstechnik reinigt nicht nur die Nasenhöhlen, sondern hat auch noch eine harmonisierende Wirkung auf unsere Nerven. Optimal wäre es, diese Übung jeden Morgen und Abend für einige Minuten zu wiederholen.

Eine weitere Reinigungstechnik wird mit Wasser durchgeführt. Nehmen Sie etwas lauwarmes Wasser in die hohle Hand (es kann auch mit Salz angereichert sein), halten Sie sich ein Nasenloch zu, und ziehen Sie das Wasser über das andere ein. Verschließen Sie dann dieses Nasenloch ebenfalls, beugen Sie Ihren Kopf nach hinten und lassen Sie die Nase los. In dieser Stellung sickert das Wasser nun in Ihren Mund und kann anschließend ausgespuckt werden. Wiederholen Sie die Prozedur mit dem anderen Nasenloch.

Empfohlen ist eine allmorgendliche Reinigung beziehungsweise eine Reinigung nach starker Staubentwicklung oder Verschmutzung der Nase. Diese Übung beseitigt und beugt Schnupfen vor (auch chronischen), hilft bei Nasen- und Stirnhöhlenkatarrh und hält Ihre Nasenschleimhaut gesund.

In Indien wird für die Spülung auch gerne ein Nasen-Kännchen (Neti-Kännchen) verwendet. Dieses wird mit lauwarmem Wasser gefüllt, in dem ¼ Teelöffel Salz aufgelöst wurde. Die Tülle des Kännchens wird an die Nase geführt, und man beugt sich mit leicht zur Seite geneigtem Kopf über ein Waschbecken und lässt das Wasser langsam in das obere Nasenloch fließen. Die Kopfhaltung ist so, dass das Wasser aus dem anderen Nasenloch wieder hinausfließt. Danach entfernt man durch Schneuzen die verbliebenen Wasser- und Schleimreste. Zur Reinigung der anderen Gänge wird das Kännchen erneut gefüllt und gleichermaßen vorgegangen, nur eben mit dem anderen Nasenloch.

Naseputzen bei Schnupfen

Achten Sie immer darauf, dass bei Schnupfen und bei der Reinigung der Nase mit einem Taschentuch immer wechselseitig, Nasenloch nach Nasenloch gesäubert wird. Auch ist es wichtig, dass das Taschentuch ein klein wenig von der Nasenöffnung entfernt ist, da bei einem zu engen Anpressen beim Schneuzen der Schleim in die Nebenhöhlen gepresst werden kann. Dies kann (durch die Bakterien) sehr schnell zu verstärkten Verunreinigungen und Nebenhöhlenentzündungen führen.

Übungsplatz

Wählen Sie für Ihre Atemübungen einen Platz, an dem Sie sich wohlfühlen. Er sollte eine für Sie auch in längerer Ruhestellung bleibend angenehme Temperatur haben und friedlich und ruhig auf Sie wirken. Frische, sauerstoffreiche Luft sollte gewährleistet sein.

Bei einem Stuhl für die »Sitzpositionen« sollte darauf geachtet werden, dass dieser keine zu weiche Sitzfläche und eine körpergerechte Sitzhöhe hat - erkennbar an den beim Sitzen parallel zum Boden ruhenden Oberschenkeln.

Beim Liegen ist darauf zu achten, dass die Unterlage Sie vor Kälte schützt und Ihren Rücken leicht stützt. Am besten geeignet sind Gymnastik- oder Yogamatten, eine dicke Decke tut es jedoch auch. Ein kleines Kissen zur Unterstützung für den Nacken rundet Ihre Ausrüstung ab.

Atemzählen

Bei vielen Übungen und Atemtechniken werden Zählschritte angeführt. Wenn Sie bewusst im Geiste mitzählen, kommt dabei Ihre linke Gehirnhälfte (Verstand, Intellekt, Wille) zum Einsatz. Um dies zu vermeiden und um während der Atemübungen die rechte Gehirnhälfte zu aktivieren (Intuition, Gefühl, Harmonie), gibt es verschiedene Techniken, das gedankliche Zählen zu umgehen; zwei werden hier beschrieben:

Nehmen Sie Ihre Finger als Zähler. Bei liegenden Stellungen legen Sie die Hände rechts und links des Körpers flach auf den Boden, bei Sitzpositionen auf die Oberschenkel. Beginnen Sie an der rechten Hand mit dem kleinen Finger und heben Sie für jeden Ihrer Atemzüge einen Finger, bis die gewünschte Zahl erreicht ist. Wenn die rechte Hand als Zählwert nicht reicht, springen Sie zur linken über und zählen ab dem Daumen weiter. Dies scheint am Anfang sehr viel Konzentration zu verlangen, wird aber nach einiger Übung zur unbewussten Selbstverständlichkeit. Eine andere Möglichkeit besteht darin, eine Schnur mit Knoten oder eine Perlenschnur als Zählwerkzeug zu verwenden.

Das Ziel von Pranayama

Pranayama-Atmung ist ein sehr schneller Weg zur eigenen Selbstverwirklichung. Nach langjähriger Praxis von Pranayama kann der Atem durch die meditative Konzentration fast zum Stillstand gelangen. Dies wird dann »Samadhi« genannt.

Ihr dürft nicht das Herz allzusehr in den Atem legen,
sondern müsst den Atemstrom zum Herzen führen;
denn der geistige Atem kommt von Herzen.
Sowie das Herz sich regt, entsteht Atemkraft.
Die Atemkraft ist ursprünglich verwandelte
Herztätigkeit.

Wenn das Herz fein ist, ist der Atem fein;
denn jede Bewegung des Herzens wirkt Atemkraft.
Wenn der Atem fein ist, ist das Herz fein;
denn jede Bewegung der Atemkraft
wirkt auf das Herz.
Da man nicht auf das Herz direkt wirken kann,
hält man sich an die Atemkraft als Handhabe.
Das ist, was man Bewahrung
der gesammelten Atemkraft nennt.

Lü-Dsi

Einfache Atemtechniken

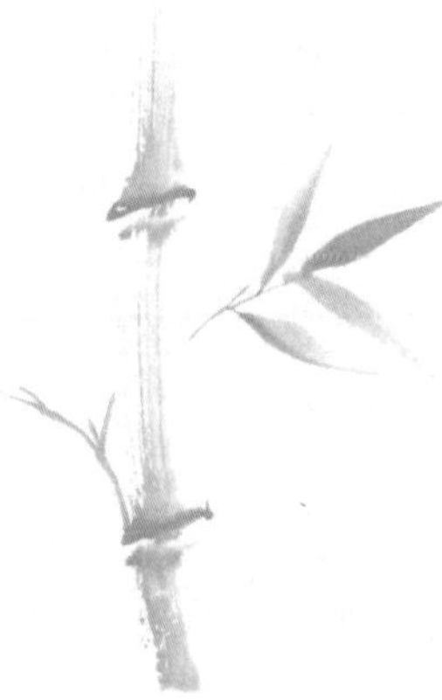

Wenn wir beim Atmen lächeln,
entspannt der ganze Körper.

Gähnen

Eine bestimmte Haltung ist für diese Übung nicht notwendig.

Atmen Sie zuerst tief und bewusst aus. Öffnen Sie Ihren Mund so weit Sie können, und weiten Sie Ihren Rachenraum. Ihr Unterkiefer sinkt dabei entspannt herunter. Beugen Sie Ihren Kopf nach hinten und schieben Sie Ihr Kinn leicht nach vorne, so erhöhen Sie Ihren Einatmungsraum. Atmen Sie tief, langsam und gähnend ein und aus, ganz so, wie es Ihr Körper von alleine steuert.

Gähnen Sie mehrere Male hintereinander. Räkeln und dehnen Sie dabei Ihre Arme, Ihre Hände und Ihren gesamten Oberkörper.

Anmerkung

Diese Übung können Sie so oft machen, wie Sie wollen. Sie versorgt den Körper schnell mit Sauerstoff, hilft gegen leichte Müdigkeit und vertieft Ihren gegenwärtigen Atemzustand. Sie löst Verspannungen und hilft bei der Ausscheidung von Giftstoffen.

Tiefe Atmung ist eine segensreiche Übung, die man nie vernachlässigen sollte, denn dadurch werden die Energien immer wieder erneuert.

Ausatmung

Fast alle Übungen beginnen mit einem Ausatmen. Wenn Sie gut und tief einatmen wollen, ist eine entsprechende Ausatmung erforderlich.

Setzen oder legen Sie sich entspannt in eine für Sie bequeme Haltung. Lockern Sie bewusst Ihre Gesichtsmuskeln. Lösen Sie alle Anspannungen, sodass sich Ihr Gesichtsausdruck zu einem sanften Lächeln formt.

Lassen Sie mit einem bewussten, nur für Sie leicht hörbaren »Haaaaaaaa......« die Luft aus den Lungen entweichen, so lange, bis Sie fühlen, dass Sie völlig leergeatmet sind. Übertreiben Sie dabei nicht - es sollten keine röchelnden oder stoßenden Atemgeräusche aus der Kehle dringen. Auch sollte es nie zu einem Hustenreiz kommen. Der Mund ist leicht geöffnet, der Ton »Haaa...« erfolgt sanft und rein.

Atmen Sie danach durch die Nase ruhig und ohne Anstrengung wieder ein und wiederholen Sie mehrmals diese Ha-Ausatmung.

Anmerkung

Diese Übung können Sie mehrmals am Tag wiederholen. Sie hilft bei der Entgiftung der Lunge und beruhigt Ihren Atemfluss zusehends.

Bei nervösen Anspannungen im Alltag können Sie mit dieser Übung schnell wieder Ihre Mitte finden. Sie beruhigt Ihr Herz und Ihre Atmungsorgane.

Die Bewusstwerdung des Atems
ist die schnellste und einfachste Möglichkeit,
mit unseren Gedanken
ins Hier und Jetzt zu kommen.

Atem fühlen

Setzen Sie sich entspannt auf einen Stuhl. Die Hände legen Sie in den Schoß, wobei sich alle Fingerspitzen berühren. Die Handinnenflächen bilden dabei einen Hohlraum, als ob sie einen kleinen Ball umschlössen. Ihre Augen richten Sie auf Ihre Hände.

Der Atem fließt ruhig und entspannt durch die Nase und wird in seiner Geschwindigkeit nicht von Ihnen beeinflusst.

Beim Einatmen wölbt sich Ihr Unterbauch leicht nach außen, beim Ausatmen zieht er sich leicht zusammen. Halten Sie Ihre Bauchmuskulatur locker.

Konzentrieren Sie Ihre Gedanken nun auf das Gefühl in Ihren Fingerspitzen. Erspüren Sie die sich berührenden Finger bewusst. Nehmen Sie wahr, welcher Finger welchen anderen berührt. Lassen Sie sich dafür ruhig ein bis zwei Minuten Zeit.

Gehen Sie dann mit Ihrem Blick und Ihrer Aufmerksamkeit auf Ihre Bauchdecke. Sehen Sie sich zuerst an, wie der Atem den Bauch nach vorne wölbt und nach hinten zurückzieht. Folgen Sie dann dem Atem bewusst, ohne ihn zu beeinflussen. Erspüren Sie ihn im Inneren des Bauches.

Wenn Sie mit Ihrem eigenen Atemrhythmus eins geworden sind, richten Sie Ihre Aufmerksamkeit wieder auf Ihre Fingerspitzen. Verweilen Sie auch hier wieder einige Minuten, bevor Sie Ihre Aufmerksamkeit erneut auf den Bauch richten und dem Atem nachspüren.

Anmerkung

Diese kleine Meditation wird Sie wunderbar entspannen. Sie lernen, auf den inneren Atem zu hören und können diesen, wann immer Sie ihn benötigen, einsetzen, um Stress, Nervosität und seelische Anspannungen zu beseitigen.

Nebenbei dient diese Übung der Koordination der beiden Gehirnhälften, sie stärkt die Konzentration, fördert die Geisteskräfte und unterstützt das Gedächtnis. Wenn Ihnen etwas »dringend einfallen« muss, machen Sie diese Übung für ein paar Minuten, um Ihren grauen Zellen auf die Sprünge zu helfen.

Ist der Atem unruhig,
beherrschen dich Emotionen und Verstand.
Der ruhige Atem gibt dir die Kontrolle über dich zurück.

Ruhe finden

Setzen oder legen Sie sich in eine für Sie bequeme Haltung. Schließen Sie Ihre Augen. Lockern Sie bewusst erst Ihre Brustmuskulatur, danach Ihre Schultern, und lassen Sie Ihre Arme hängen oder liegen. Richten Sie Ihre Gedanken nach innen. Beobachten Sie Ihren Atem bewusst, und bleiben Sie während der ganzen Übung bei der Beobachtung. Beeinflussen Sie den Atem nicht! Geben Sie sich ihm ganz hin. Überlassen Sie Ihrem Zwerchfell die Arbeit. Lassen Sie geschehen. Wenn sich der Atemrhythmus von alleine ändert, lassen Sie auch dies geschehen. Nur beobachten – nicht willentlich beeinflussen.

Anmerkung

Die Übungsdauer sollte mindestens fünf Minuten betragen. Die Übung kann an jedem Ort und zu jeder Tageszeit ausgeführt werden. Sie ist ideal bei Einschlafstörungen und ist zugleich eine Konzentrationsübung. Nach jeder Aufregung im Alltag können Sie damit schnell wieder Ihre Mitte finden.

Der »Stille Atem« ist die Königsdisziplin
in allen Atemtechniken.
Höre bewusst auf die Stille deiner Atmung.
Sie führ dich zur Ruhe des Geistes
und in deine eigene Mitte.

Auf den Atem lauschen

Begeben Sie sich an einen Ort, an dem Sie vollkommene Stille finden und ungestört sind – am besten in der Natur unter einem Baum oder an einem Fluss. Ein stiller Raum in Ihrer Wohnung tut es selbstverständlich auch. Setzen Sie sich in einer entspannten Haltung auf einen Stuhl oder in eine Meditationssitzhaltung Ihrer Wahl. Entspannen Sie sich bewusst, beginnend bei der Kopfhaut, über die Schultern den Rücken hinunter bis zum Gesäß und hinein in die Beine.

Ihre Haltung ist aufrecht und gerade, der Kopf in einem leichten Winkel nach vorne gebeugt. Schließen Sie Ihre Augen und konzentrieren Sie sich auf das Einspüren in Ihren Atem.

Atmen Sie sanft und langsam durch die Nase, bewusst in Ihren Unterbauch, ohne dass Sie selbst Ihren Atem hören. Strengen Sie sich nicht an und steuern Sie den Atem nicht. Nehmen Sie nur so viel Luft auf, wie Ihr Körper es von alleine möchte.

Lassen Sie den Atem wieder herausfließen, ohne zwischen Ein- und Ausatmung mit dem Atem zu verharren. Auch hier soll kein Geräusch entstehen. Ihr Atem verkörpert absolute Stille. Der Atem fließt heraus, bis der Körper das Bedürfnis verspürt, wieder einzuatmen.

Wie fühlt sich Ihr Atem an? Erspüren Sie die Bewegungen des Körpers beim Einatmen und Ausatmen. Wie verhalten sich das Zwerchfell, der Bauch, die Rippen und die Schultern, während der Atem fließt? Wo befinden sich Verspannungen? Wie verhält sich Ihr Rücken; was macht Ihre Haltung; wie fühlt sich Ihr Kopf an? Gehen Sie langsam und bewusst durch Ihren ganzen Körper und lauschen Sie dabei auf Ihren Atem, der nicht zu vernehmen sein darf.

Anmerkung

Diese Übung dient zur Schulung des stillen Atems, der, wenn er angewandt wird, sofort zu vollkommener Ruhe und Ausgeglichenheit führt. Zudem steigert sie die Konzentrationsfähigkeit und die Achtsamkeit. Weiterhin wird das Körperbewusstsein erhöht, die gesamte Haltung des Menschen wird aufrechter und sämtliche Energien fließen besser.

Eine ideale Technik, die bei regelmäßiger Praxis vorzüglich gegen die meisten Rückenprobleme eingesetzt werden kann.

Ein kurzer Atem
lässt in uns nur kurze Gedanken entstehen.
Ein tiefer, voller Atem gibt uns die Kraft
für hohe und weite Gedanken,
für Inspiration und Erleuchtung.

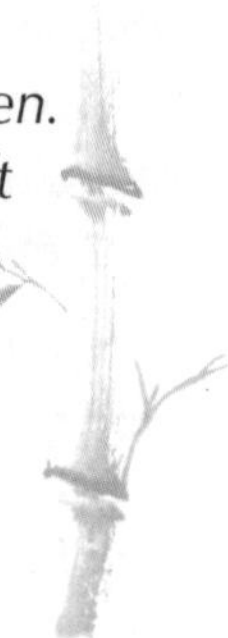

Bauchatmung
– das Zwerchfell spüren

Legen Sie sich bei dieser Übung entspannt auf den Rücken. Ziehen Sie Ihre Beine an, sodass diese auf den Fußsohlen stehen, etwa zwanzig bis dreißig Zentimeter auseinander. Ihre Hände legen Sie flach neben den Körper auf den Boden.

Atmen Sie nun langsam über die Nase ausschließlich in Ihren Unterbauch. Dieser wölbt sich dabei leicht nach außen. Ihr Brustkorb darf sich beim Einatmen nicht bewegen oder mit Atemluft füllen. (Sollten Sie als Anfänger Probleme mit der Atemführung in den Bauch haben, legen Sie sich ein Buch auf die Zone oberhalb des Bauchnabels und versuchen Sie, es ausschließlich mit dem Atem zu heben.)

Halten Sie nun die Luft kurz an und ziehen Sie den gewölbten Bauch sanft nach innen, sodass sich die Wölbung nach oben in den Brustraum drückt. Dort verharren Sie bitte nicht, sondern drücken die Luft wieder nach unten in den Unterbauch, der sich wieder wölbt.

Wiederholen Sie diese Bewegung ein zweites Mal und, wenn es gelingt, auch noch ein drittes Mal, bevor Sie die gesamte Atemluft wieder sanft aus Ihrem Körper entweichen lassen. Atmen Sie dann für einige Atemzüge normal in Ihren Unterbauch.

Wiederholen Sie anschließend die Übung noch zwei- bis dreimal und achten Sie darauf, zwischen jeder Übungssequenz einige Male zu atmen.

Spüren Sie anschließend Ihrem Atem nach, um ein Gefühl für die Bewegung Ihres Zwerchfells zu bekommen.

Durch die Bewusstwerdung und Kontrolle der Zwerchfellmuskulatur erhalten Sie einen optimalen Einstieg in die weiterführenden Atemtechniken.

Anmerkung

Diese Übung massiert über das Zwerchfell die inneren Organe, lockert die Muskulatur im Zwerchfellbereich und entlastet dadurch Ihr Herz. Die Hormonproduktion und die Durchblutung des Körpers werden angeregt, und die untere Bauchregion erhält eine höhere Zufuhr an Energie.

Besinne Dich auf Deinen Atem,
und Harmonie kehrt in Dich ein.

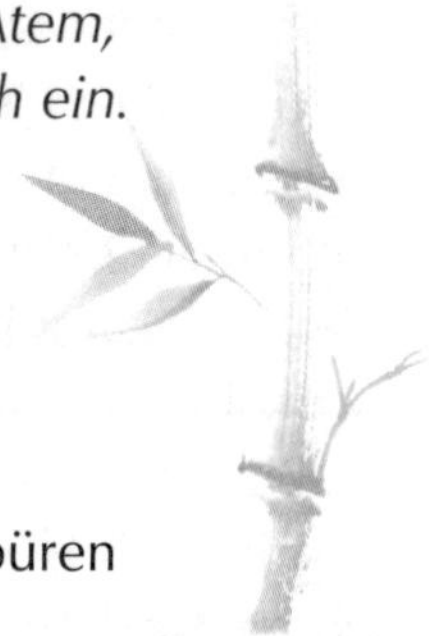

Bauchatmung
– das »Tor des Lebens« erspüren

Das »Tor des Lebens« hat nach den Taoisten seinen Sitz im Bereich des zweiten und dritten Lendenwirbels. Dieser Bereich ist für unsere sexuelle Energie verantwortlich.

Stellen Sie sich für diese Übung aufrecht hin, wobei Ihre Füße hüftbreit auseinanderstehen. Ihr gesamter Rücken ist gerade und Ihr Kopf in einem ganz kleinen Winkel nach vorne gebeugt, sodass Sie den freien Fluss der Energien an Ihrer Wirbelsäule spüren können.
Atmen Sie zunächst einige Male zur Entspannung bewusst und tief in Ihre untere Bauchregion. Der Atem erfolgt ausschließlich durch Ihre Nase. Die Atemluft füllt langsam von unten nach oben Ihren Bauch, der sich leicht nach außen wölbt.
Legen Sie nun Ihre Hände zu beiden Seiten nach hinten an den unteren Rücken. Die Daumen richten Sie nach vorne und die Fingerkuppen liegen an der Wirbelsäule auf.
Spüren Sie sich in den Fluss Ihres Atems ein und führen Sie die Luft dabei unter Ihre Hände. Je tiefer der Atemstrom in Ihren unteren Bauchbereich eindringt, umso

mehr dehnt sich neben dem Bauch auch die Rückenpartie in Ihrem Lendenwirbelbereich nach außen. Atmen Sie auf diese Weise für einige Minuten und erspüren Sie dabei immer bewusster, wie der Atem und die Bewegung in Ihrem Inneren den unteren Lendenwirbelbereich dehnen und massieren.

Zur Verstärkung der Übung können Sie von dieser Position aus langsam in eine Hockstellung übergehen, wobei Sie Ihre Arme locker zur Seite hängen lassen können. Auch in dieser Stellung konzentrieren Sie Ihren Atemfluss auf die untere Rückenpartie.

Anmerkung

Die eingenommene Körperhaltung stärkt den gesamten Rücken und hat eine reinigende und kräftigende Wirkung auf Ihre Nieren.

Die gesamte Atemübung dient zur Lockerung der Muskeln des unteren Lendenwirbelbereiches und der Muskeln des Zwerchfells. Sie dehnt den Rücken und hilft gegen Verspannungen in diesem Bereich. Nach langen Autofahrten oder täglicher sitzender Bürotätigkeit dient sie dazu, diese Zone zu entspannen und Haltungsschäden im unteren Wirbelbereich entgegenzuwirken.

Je öfter du bewusst atmest, desto leichter fällt es dir, mit Emotionen von außen und innen umzugehen.

Bauchatmung und Punktsehen

Setzen Sie sich aufrecht, mit geradem Rücken, auf einen Stuhl oder in Meditationshaltung in den Lotossitz. Strecken Sie Ihren Hinterkopf leicht nach oben, sodass Ihr Blick leicht nach unten gesenkt ist.

Entspannen Sie bewusst Ihren Rücken und Ihre obere Schulterpartie.

Fixieren Sie nun einen wirklichen oder nur in Ihrer Vorstellung existierenden Punkt Ihrer Wahl. Er sollte nach Möglichkeit schräg unten vor Ihnen liegen. Der Kopf muss dabei gerade bleiben. Halten Sie Ihre Augen während der gesamten Übung konzentriert auf diesen Punkt gerichtet. Sie können Ihre Augenlider halb schließen, sodass auch diese entspannt sind.

Atmen Sie während der nächsten Minuten nur über die Nase ein und aus. Ihr Atem sollte dabei leicht, zart und ohne Anstrengung einfließen. Genauso sanft, ohne zu stocken oder zu stolpern, sollte er auch wieder aus Ihrer Nase entweichen. Es ist wichtig, dass Ihr Atemfluss immer gleichmäßig ist. Zwischen Ein- und Ausatmung soll Ihr Atem ein klein wenig verharren. Sie dürfen ihn jedoch nicht gepresst zum Stocken bringen!

Beginnen Sie nun, während der Einatemphase langsam bis fünf zu zählen. Am besten wäre es, wenn jeder Zählschritt etwa eine Sekunde betragen würde. Mit der gleichen Anzahl von Schritten atmen Sie wieder aus. Wenn Sie spüren, dass Sie mit dieser Anzahl gut und ohne Atemnot zurechtkommen, erhöhen Sie auf sechs Zählschritte. Steigern Sie nun langsam und nach eigenem Gefühl auf sieben, acht, neun und zehn Zählschritte.

Beobachten Sie sich dabei. Ziel der Übung ist, dass Sie nur noch drei- bis maximal viermal pro Minute einatmen. Lassen Sie sich ausreichend Zeit, um an dieses Ziel zu kommen.

Anmerkung

Üben Sie diese Technik dreimal täglich für drei bis fünf Minuten, und Sie können sichtbare Veränderungen an Ihrem Körper erleben. Machen Sie diese Übung so oft und wo Sie nur können, jederzeit, stehend, sitzend oder liegend.

Diese Übung wirkt sich in zahlreichen Bereichen positiv aus: Krankheiten können besser und schneller abklingen, Gefühlsstress wird abgebaut und in inneren Frieden verwandelt. Die Hypophyse (zuständig für die Regelung des Hormonhaushalts) wird angeregt. Ängste und Depressionen können sich in Selbstbewusstsein und Selbstsicherheit verwandeln.

Es ist eine der am schnellsten wirksamen Übungen, um Harmonie und innere Ruhe zu finden.

Bevor Du daran gehst, Deine Energie einzusetzen,
lerne, sie zu bewahren.

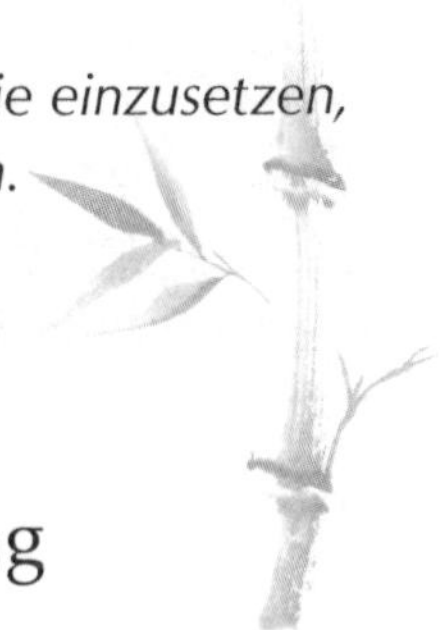

Schlangenatmung

Für diese Übung nimmt man am besten eine sitzende Meditationshaltung ein, sie kann aber auch auf einem Stuhl ausgeführt werden.

Legen Sie dabei Ihre Hände locker auf die Oberschenkel. Ihre Finger bilden dabei ein Energie-Mudra: Ihre Daumen-, Ringfinger- und Mittelfingerspitzen berühren einander leicht, der Zeige- und kleine Finger sind gerade nach vorne gestreckt.

Schlucken Sie nun die Luft in kleinen Portionen in Ihren Bauch. Ihr Bauch ist dabei locker.

Halten Sie dort die Luft für einige Augenblicke, um sie dann wieder durch Aufstoßen aus dem Körper zu bringen.

Anmerkung

Es ist ausreichend, diese Übung fünf Mal zu wiederholen. Sie stärkt Ihren Bauchraum und reinigt den Verdauungstrakt. Magenbeschwerden können damit gemildert und eventuell zum Verschwinden gebracht werden. Gase im Magenbereich lassen sich hiermit wirksam aus dem Körper leiten.

Der Atem beeinflusst den Verstand,
und der Verstand beeinflusst den Atem.

Emotionales Gleichgewicht

Setzen Sie sich gerade auf einen Stuhl, dabei sollten Sie die Beine nicht über Kreuz halten. Entspannen Sie bewusst Schulter- und Rückenpartie. Ihre Augen sind geschlossen. Legen Sie Ihre linke Hand auf Ihr linkes Knie. Mit dem Daumen der rechten Hand verschließen Sie Ihr rechtes Nasenloch.

Atmen Sie durch das linke Nasenloch tief ein. Schließen Sie jetzt mit dem Ringfinger (oder kleinen Finger) der rechten Hand Ihr linkes Nasenloch. Atmen Sie durch das rechte Nasenloch langsam aus. Danach wieder rechts verschließen und einatmen sowie links verschließen und ausatmen. Fahren Sie in dieser Reihenfolge fort.

Anmerkung

Diese Übung sollte mindestens zehn Minuten (am besten sind zwanzig Minuten) durchgehalten werden. Danach können Sie einfach entspannen.

Diese Übung kann an jedem Ort und zu jeder Zeit angewendet werden. Sie hilft bei jeder Art von emotionalem Ungleichgewicht, sodass Sie Ihr seelisches Gleichgewicht schnell zurückerhalten.

Auch ist sie sehr gut einsetzbar, wenn Ihre Gedanken abends nicht zur Ruhe kommen wollen, um Sie für einen ausgeglichenen Schlaf vorzubereiten.

In einer etwas anderen Variation finden Sie diese Übung noch einmal, allerdings mit höherem Schwierigkeitsgrad, im Kapitel »Fortgeschrittene Atemtechniken« unter »Wechselseitige Atmung« beschrieben.

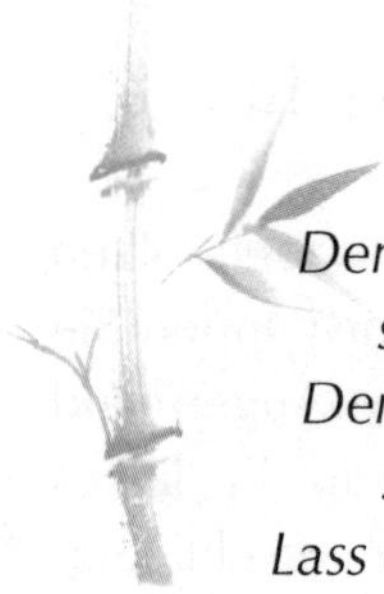

Den Atem zu kontrollieren, heißt,
sich selbst zu kontrollieren.
Den Atem zu beherrschen, heißt,
sich selbst zu beherrschen.
Lass deine Atmung dein Heiler sein.

Regeneration

Nehmen Sie eine bequeme Sitzhaltung ein. Eine gerade Haltung lässt Ihre Energie besser fließen. Diese Übung kann jedoch auch im Liegen ausgeübt werden. Schließen Sie die Augen ganz oder halb. Halten Sie den Blick leicht nach unten gerichtet. Ihre Hände legen Sie am besten mit offenen Handflächen auf die Oberschenkel (in Liegeposition seitlich neben Ihren Körper).

Atmen Sie über die Nase tief in den Unterbauch und über den Mund wieder aus. Zählen Sie bei jedem Atemzug ganz langsam – zuerst jeweils bis drei. Erhöhen Sie nach Ihrem eigenen inneren Gefühl anschließend zuerst auf vier, danach langsam auf fünf, sechs und so fort, bis Sie bei zehn Zählschritten gelandet sind. Lassen Sie sich ausreichend Zeit, um dorthin zu gelangen.

Wenn Sie dies erreicht haben, dauert jeder Atemzug circa fünfzehn bis zwanzig Sekunden. Das heißt, Sie atmen jetzt nur noch drei- bis viermal pro Minute. Halten Sie diesen Atemrhythmus für mindestens fünf Minuten durch.

Anmerkung

Wiederholen Sie diese Übung drei- bis fünfmal täglich. Oder noch besser: Machen Sie sie zum Bestandteil Ihres alltäglichen Lebens, und versuchen Sie, so oft Sie nur daran denken, sie zu Ihrer natürlichen, bewussten Atmung werden zu lassen.

Bei dieser Übung wird unsere Hypophyse angeregt. Es werden Hormone freigesetzt, die gegen Stress wirken. Der Körper schaltet auf Regeneration um. Heilungsprozesse werden angeregt und beschleunigt. Die Übung hilft auch, hohen Blutdruck zu senken.

Bei stetiger Übung wird sich Ihr alltäglicher Atemrhythmus langsam ändern. Ruhe, klares Denken, Zielsicherheit und Selbstbewusstsein werden an die Stelle von Stress und Angespanntheit treten.

Einem dauernd langsamen Atemrhythmus wird eine tiefgreifende verjüngende und lebensverlängernde Wirkung zugeschrieben. Alle Tiere, die sehr alt werden, wie beispielsweise Elefanten, Schildkröten und Krokodile, haben einen Atemrhythmus von unter acht Mal pro Minute.

Meditative Atemtechniken

mit Visualisierungsübungen

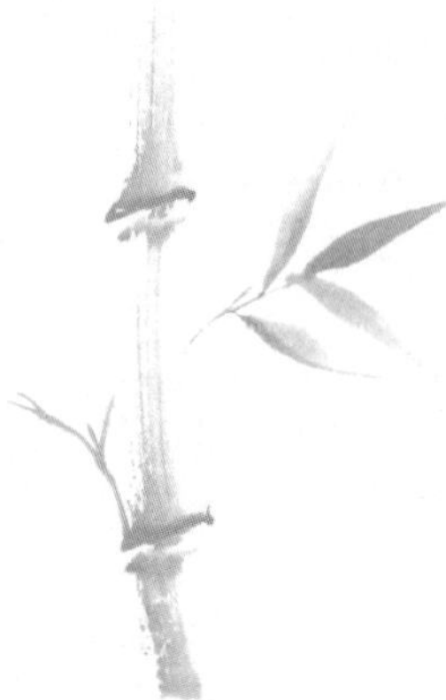

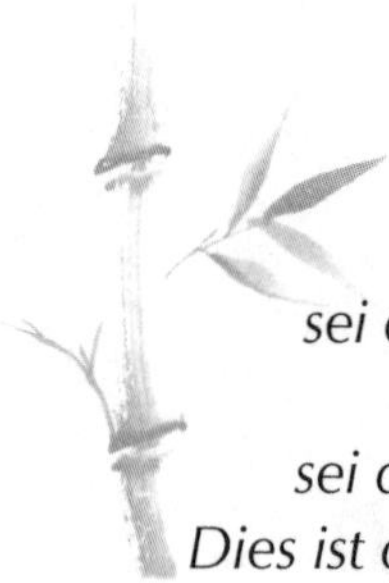

Wenn du einatmest,
sei dir deiner Einatmung bewusst.
Wenn du ausatmest,
sei dir deiner Ausatmung bewusst.
Dies ist der Schlüssel zur richtigen Atmung.

Porenatmung

Unsere Haut hat wichtige Aufgaben: Über sie erfolgt ein Großteil der Ausscheidungen und ein wichtiger Teil der Atmung. Man kann sie fast als zweite Lunge ansehen. Trockenbürsten, Kaltwaschen und Frottieren lösen Reizimpulse aus, die veranlassen, dass die Haut besser durchblutet wird und damit ihre Aufgaben leichter erfüllen kann. Eine gut funktionierende Haut entlastet sowohl Lunge als auch Nieren.

Die Übung kann im Sitzen oder im Liegen erfolgen. Entspannen Sie den ganzen Körper, und atmen Sie zuerst ganz aus. Die Atmung erfolgt dabei über die Nase.

Atmen Sie tief ein, und ziehen Sie dabei im Geiste die Luft über sämtliche Hautporen in sich herein. Erspüren Sie, wie die Poren der Haut gleichzeitig mit der Lunge Energie aufnehmen und Ihrem Körper zuführen. Fühlen Sie sich wie ein trockener Schwamm, der ins Wasser getaucht wird und alles aus seiner Umgebung aufsaugt.

Lassen Sie die Luft über Ihren Mund (oder Ihre Nase) von alleine und ohne großen Nachdruck entweichen.

Anmerkung

Diese Übung sollte mindestens zehn Minuten lang durchgeführt werden. Am günstigsten für Spannkraft und Lebensenergie wäre es, jeden Morgen folgendes Ritual durchzuführen:

a) Trockenbürstenmassage für den ganzen Körper
b) gründliches (nach Möglichkeit kaltes) Duschen
c) zehn Minuten bewusste Porenatmung

Sie werden sich danach wie neugeboren fühlen: Die Porenatmung erhöht die Ihnen zur Verfügung stehende Energie. In Verbindung mit einer Bürstenmassage und einer täglichen Anwendung sorgt sie für eine starke Anregung des gesamten Lymphsystems und führt sie zur Entgiftung des gesamten Körpers. Dadurch wird das gesamte Immunsystem gestärkt. Außerdem hat sie eine ausgleichende Wirkung auf den Darmtrakt.

Stilles Sitzen und bewusstes Ein- und Ausatmen entwickelt in dir Kraft, Konzentration und Klarheit.

Zen-Atmung

Setzen Sie sich entspannt in Ihre Meditationssitzhaltung (die Übung kann auch auf einem Stuhl sitzend erfolgen).

Durch tiefes Einatmen über die Nase füllen Sie Ihre Lunge ganz langsam, bis das volle Fassungsvermögen erreicht ist. Achten Sie aber darauf, Ihre Lunge nicht durch zu großen Druck zu überanstrengen. Gehen Sie nur bis an Ihre persönliche Grenze, sodass es für Sie ohne allzugroße Anstrengung leicht ausführbar ist.

Stellen Sie sich dabei vor, dass die Luft Nebel sei. Führen Sie diesen Nebel zuerst durch die Nase, dann über die Kehle tief in den Unterbauch. Im Unterbauch lassen sie ihn zuerst etwas kreisen und führen ihn dann langsam in sämtliche Meridiane und Kanäle Ihres Körpers. – Die Einatemzeit sollte am besten zehn langsame Zählschritte dauern.

Wenn Ihr Körper vom Nebel durchdrungen ist, beobachten Sie diesen, wie er wieder ganz langsam über den Mund Ihren Körper verlässt. Lassen Sie den letzten Rest des Nebels aus der Lunge gleiten, bis Sie ganz entleert sind, um dann wieder ohne Unterbrechung die Luft erneut einzuziehen. – Auch die Ausatmung sollte mindestens zehn langsame Zählschritte dauern.

Unser Atem wirkt sich auf unseren Geist aus.
Unser Geist wirkt sich auf unsere Atmung aus.
Jeder Atemzug beeinflusst deinen Körper
und deinen Geist.
Dein Geist beeinflusst deinen Atem
und somit deinen Körper.
Atmung und Geist sollten immer eins sein.

Die eigene Energie erhöhen
(hawaiische Atemtechnik: Piko-Piko)

Setzen Sie sich in den Meditationssitz (Lotossitz) oder auf einen Stuhl. Die Augen können geöffnet oder geschlossen sein. Die Atmung erfolgt durch die Nase. Werden Sie sich des Atems bewusst. Führen Sie ihn nicht. Wenn sich der Atemfluss ändert, akzeptieren Sie dies.

Richten Sie Ihre innere Aufmerksamkeit beim Einatmen auf den Scheitelpunkt Ihres Kopfes (kann mit einer Hand unterstützt werden).

Beim Ausatmen geht Ihre Konzentration nach unten zum Kraftzentrum unterhalb Ihres Nabels (auch hier kann mit Handauflegen unterstützt werden).

Ihr Bewusstsein wandert bei jeder Atmung von oben nach unten, bis Sie sich entspannt, zentriert oder belebt fühlen.

Stellen Sie sich nun eine Lichtwolke oder eine Art Energiefeld um sich herum vor. Dieses Feld kann hell oder farbig sein. Ihr Atem vergrößert das Feld stetig und füllt es mit Energie, bis Sie sich gestärkt und wohlfühlen.

Abwandlung: Auf Hawaii wird diese Übung auch gerne eingesetzt, um Gegenstände oder Menschen zu segnen. Dies geschieht, indem die gleiche Energie so gelenkt wird, dass sie den jeweiligen Menschen oder Gegenstand mit einem Energiefeld umgibt und auflädt.

Anmerkung

Die Länge der Übung bestimmen Sie selbst. Die Übung wird angewendet, um sich zu zentrieren und zur Konzentration zu gelangen. Des weiteren wird sie auf Hawaii gerne eingesetzt, um dem Körper die nötige Energie zur Selbstheilung zu geben.

Die Atmung ist die Essenz des Lebens.
Licht ist die Essenz des Göttlichen,
die durch die Atmung in dir wirkt.

Lichtatmung

Wählen Sie einen ruhigen Ort aus, an dem Sie sich wohlfühlen und von dem Sie wissen, dass Sie dort niemand stört.

Nehmen Sie eine für sich bequeme Haltung ein. Schließen Sie Ihre Augen und entspannen Sie Ihre Schulter- und Brustmuskulatur.

Atmen Sie langsam und tief über Ihre Nase ein und stellen Sie sich dabei vor, wie Sie das Licht um sich herum aufnehmen. Das Licht, das ich dabei meine, ist nicht das Sonnenlicht, sondern die feinstoffliche Lichtenergie, das Prana, die Quintessenz des Seins, das alles auf unserer Welt fast unwahrnehmbar durchdringt. Dieses Licht soll frei und ohne feste Bahnen durch den Körper dringen. Es soll jedes Organ, jede Zelle und jedes Atom Ihres Körpers erhellen und von innen zum Strahlen bringen.

Atmen Sie langsam wieder aus. Der Atem sollte nun erfüllt sein vom Licht und von Ihrer positiven Energie.

Geben Sie diese Energie nun bewusst weiter an die Welt und helfen und heilen Sie mit dieser Energie, wo es notwendig ist.

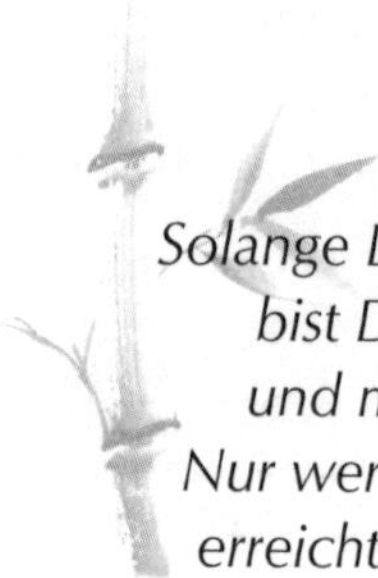

Solange Du die freie Luft der Erde einatmest,
bist Du ihr auch zu Dank verpflichtet
und musst ihr gewisse Dienste leisten.
Nur wer den atemlosen Zustand (Samadhi)
erreicht hat, ist den Gesetzen des Kosmos
nicht mehr unterworfen.

Sri Yukteswar

Heilatmung

Setzen Sie sich bequem auf einen Stuhl. Die Oberschenkel sollten waagrecht sein, die Unterschenkel senkrecht stehen, der Rücken sollte aufgerichtet und gerade sein. Ihre Hände liegen vorerst flach auf den Oberschenkeln. Ihre Augen sind geschlossen.

Ihr Atem fließt ruhig und gelassen durch die Nase, ohne Anstrengung und Druck in den Unterbauch. Entspannen Sie mit den ersten Atemzügen zuerst Ihren Geist und anschließend alle Zonen Ihres Körpers, die angespannt sind.

Konzentrieren Sie sich nun auf Ihre rechte (oder auch linke) Handfläche. Heben Sie diese Hand etwa zwei bis drei Zentimeter über Ihren Oberschenkel und spüren Sie, wie sich eine Wärmezone zwischen Hand und Oberschenkel bildet. Sollten Sie am Anfang kein Gespür dafür bekommen, heben Sie die Hand vor Ihr Gesicht, und fahren Sie mit ihr über Mund, Nase oder Stirn. Hier sind Sie um einiges empfindsamer und können Wärmeempfinden aufbauen.

Achten Sie darauf, dass Ihr Atem immer ruhig und tief weiterfließt.

Wenn Sie ein Gefühl für die Energie unter Ihrer Hand bekommen haben, führen Sie Ihre Hand über den Bereich Ihres Körpers, den Sie gerne behandeln möchten. Bauen Sie nun an dieser Stelle zuerst eine Wärmezone auf und fühlen Sie sich auf diese Stelle ein.

Richten Sie nun gedanklich Ihren Atem auf den Bereich unterhalb Ihrer Hand und atmen Sie ihm entgegen. Erspüren, erforschen und durchdringen Sie mit

Ihren Gedanken und Ihrem Atem dieses Gebiet, bis Sie eine Verbindung zwischen Handenergie und Atemenergie hergestellt haben.

Ihr Atem fließt ruhig und entspannt, voll konzentriert auf diese Stelle, bis Sie das Gefühl bekommen, dass es ausreichend ist – dies kann durchaus etwas länger dauern.

Schütteln Sie anschließend Ihre Hand in der Luft aus, um eventuell angestaute Energie wieder loszuwerden.

Anmerkung

Mit dieser Übung wird der Heilungsprozess im gesamten Körper unterstützt. Sie kann immer und überall, zu jeder Zeit, auch für »ein paar Minuten« zwischendurch, eingesetzt werden.

Diese Heilatmung fördert das Körperbewusstsein und die Eigenliebe. Blockaden werden beseitigt, und der natürliche Fluss der Lebensenergie wird wieder aktiviert.

Atmest du bewusst, dann bringst du Bewusstheit
in jede Zelle deines Körpers.
Dort, wo dein Bewusstsein hinfließt,
ist deine Energie
und dort findet Veränderung statt.

Farbatmung

Bei dieser Übung können Sie jede beliebige Haltung einnehmen. Wichtig ist allerdings eine gerade Wirbelsäule, damit die Energien frei fließen können.

Die Atmung erfolgt durch die Nase. Seien Sie entspannt und lassen Sie den Atem ruhig von unten nach oben in Ihre Lunge fließen.

Schließen Sie Ihre Augen und richten Sie Ihren Blick nach innen. Lassen Sie nun vor Ihrem inneren Auge jene Farben entstehen, die Ihnen spontan einfallen und/oder Ihnen am hilfreichsten erscheinen. Bei jedem Einatmen nehmen Sie die Farbe mit der Atemluft auf. Füllen Sie damit bewusst jede Zelle Ihres Körpers.

Während des Abfließens der Luft binden Sie die Farbe gedanklich in Ihrem Körper und ziehen Sie mit dem erneuten Einatmen wieder frische Farbe in sich hinein.

Atmen Sie so lange weiter, bis die Farbe über Ihren Körper hinaus in die Aura fließt und diese auffüllt, bis sie von ihr total durchdrungen und umhüllt ist.

Beenden Sie diese Übung nach Ihrem eigenen Gefühl. Wiederholen Sie sie, sooft Sie wollen und wechseln Sie dabei beliebig Ihre Farben.

Farbdeutung in Kürze

Hellblau:	Reinigung, Beruhigung, Kreativität, Freimütigkeit, Ehrlichkeit
Dunkelblau:	Tiefer Frieden, willensstarker Charakter, Wunsch nach Fortschritt
Rosa:	Liebe und Heilung, spielerischer Geist
Grün:	Lebensbejahung, Vitalität, Naturkräfte, Offenheit, Hinwendung zu anderen, Gleichgewicht, Beruhigung, Entspannung
Gelb:	Leichtigkeit, Fröhlichkeit, klarer Wille, Intuition, Sehnsucht, Empfindsamkeit
Rot:	Willenskraft, Durchsetzung, materielle Macht, Charisma, Aktivität, Stärke, Begeisterung, Selbstbeherrschung
Indigo:	Psychische Kraft, mediale Fähigkeiten
Violett:	Geistige Kraft und Erfüllung
Rotviolett:	Erleuchtung, kosmische Bewusstheit, Samadhi
Orange:	Lebensfreude, geistige Klarheit, Intellekt, Kraft des logischen Denkens

Die Bewusstheit der Geschöpfe
ist durch das Atemholen bedingt.

Dschuan Dsi

Elementeatmung

Zum Ausgleich und zur Harmonisierung Ihres Körpers sollten bei dieser Technik immer alle Elemente »durchgeatmet« werden. Selbstverständlich können Sie im Bedarfsfall (zum Beispiel Frieren im Winter) auch nur einzelne Elemente und damit Energien in Ihrem Körper aktivieren.

Bei dieser Atemübung setzen Sie wieder den gesamten Körper als Atmungsorgan ein. Wie das funktioniert, habe ich im Kapitel »Porenatmung« beschrieben. Atmen Sie regelmäßig und tief. Am günstigsten ist es, wenn Sie alle Elemente in folgender Reihenfolge durchgehen:

Feuerelement

Saugen Sie die Wärme diese Elementes im Geiste tief in sich ein und erhöhen Sie den Wärmegrad mit jedem Atemzug. Sie können dafür in Ihrer Vorstellung ein Bild schaffen, das mit dem Feuerelement zu tun hat, zum Beispiel ein riesiges Lagerfeuer oder eine Vulkanhöhle. Nehmen Sie ein Bild, das Ihnen behagt und keine Angst macht.

In Ihnen wächst eine immer größere Glut heran, bis Sie sich selbst als feurig-glühend empfinden.

Wichtig: Atmen Sie anfangs über sieben Atemzüge die Feuer-Energie in sich hinein und lassen Sie sie mit den nächsten sieben Atemzügen wieder aus sich herausfließen. Geben Sie die Energie wieder an den Kosmos zurück, damit Sie sich nicht in Ihrem Körper staut.

Sie können jeden Tag die Anzahl der Atemzüge erhöhen, sollten jedoch nicht über dreißig Atemzüge hinausgehen.

Empfehlung

Atmen Sie beim Aufnehmen der Elemente über die Nase ein und über den Mund aus. Bei der Abgabe des Elements atmen Sie über den Mund ein und über die Nase aus. Machen Sie nach jedem Element für fünf bis zehn Atemzüge Pause, bei der Sie jeweils über die Nase ein- und ausatmen.

Diese Vorgehensweise ist bei allen Elementen gleich.

Luftelement

Begeben Sie sich geistig in die Mitte eines Luftraumes. Dies kann auf einem Berg oder hoch in den Lüften sein. Fühlen Sie nichts anderes als Luft. Nehmen Sie diese in sich auf und füllen Sie sich damit wie einen Luftballon oder wie eine Sauerstoffflasche.

Spüren Sie die Leichtigkeit, die die Luft in Ihnen erzeugt: Laufen Sie im Geiste über Wasser und schweben Sie durch die Lüfte.

Wasserelement

Stellen Sie sich vor, in einem Ozean zu schwimmen, oder laufen Sie auf dem Meeresgrund. Alles um Sie herum ist Wasser. Spüren Sie die Kälte des Wassers und nehmen Sie diese ebenfalls in sich auf – im Extremfall bis zum Gefrierpunkt. Schweben Sie im Wasser und seien Sie eins mit diesem Element.

Erdelement

Begeben Sie sich auf oder in die Erde, zum Beispiel auf ein freies, frisch umgepflügtes Feld oder wie ein Maulwurf oder wie ein Fuchs in eine Erdhöhle.

Spüren Sie bewusst die Kraft und die Schwere dieses Elements. Sinken Sie ein und lassen Sie die Schwere Teil Ihres Wesens werden, ganz schwer, wie Blei – fast lähmend.

Zur Unterstützung der inneren Bilder können Sie auch mit den Farben der Elemente arbeiten:

Feuer:	Rot
Luft:	Blau
Wasser:	Grünlichblau, Grün, Weiß
Erde:	Gelb, Braun oder Grau bis Schwarz

Elementezuordnung in Kürze

Feuerelement
Hitze, Expansion, Licht, das Aufbauende, das Erschaffende, das Erzeugende und das Vernichtende, das Gute und das Böse, das Fühlen, der Geist, warm und trocken, bitter, die Leber, das Wollen, die Klugheit

Luftelement
Das Denken, der Verstand, warm und feucht, süß, beschwingt, der Magen, das Wissen, die Mäßigkeit

Wasserelement
Fühlen und Intuition, ernährend, erhaltend, Instinkt, kalt und feucht, salzig, fließend, Gleichmut, die Gedärme, das Wagen, die Tapferkeit

Erdelement
Das Empfinden, die Sinne, kalt und trocken, sauer, verwurzelt, Trauer, Lunge, das Schweigen, die Gerechtigkeit

Erfolgreiche Menschen haben den längeren Atem.

Licht-Chakra-Atmung

Sie sitzen mit geradem Rücken auf einem Stuhl oder in Meditationshaltung auf dem Boden. Atmen Sie über die Nase langsam und bewusst in den unteren Lungenbereich (Zwerchfell-Atmung). Schließen Sie Ihre Augen und lassen Sie sich über mehrere Atemzüge zur Ruhe kommen.

Führen Sie Ihren Atem während des Einatmens auf vier Zählschritte. Halten Sie ihn an für acht Zählschritte, und lassen Sie dann diese Luft mit ebenfalls acht Schritten langsam und tief entweichen. Nach zwei bis drei Minuten erhöhen Sie nur das Anhalten auf sechzehn Zählschritte – Ein- und Ausatmung bleiben bei vier bzw. acht Schritten.

Stellen Sie sich nun während des Einatmens eine leuchtend-weiße Energiekugel vor, die sich etwa fünfzehn Zentimeter über dem Kronen-Chakra (Scheitel) bilden soll. Während der Anhaltephasen verstärken Sie jeweils mit Ihrem Prana die Energie und Leuchtkraft Ihrer Lichtkugel. Das Ausatmen setzen Sie ein, um mit Lichtstrahlen aus der Kugel heraus den Körper vom Scheitel-Chakra angefangen aufzuladen.

Füllen Sie nacheinander jedes einzelne Chakra. Das Scheitel-Chakra sitzt auf dem höchsten Punkt des Schädels. Mit Ihrem Prana-Licht erfüllen Sie den gesamten oberen Schädelbereich. Ist dieser Bereich vom Licht in seiner ganzen Kraft erfüllt, führen Sie das Licht weiter zwischen die Augen zum Stirn-Chakra und erhellen Sie den Rest des Kopfes. Gehen Sie dann weiter zum Kehl-Chakra und spüren Sie, wie das Licht, im Unterkieferbereich beginnend, über den Hals bis in die oberen Schulterpartien hineinfließt. Mit dem Herz-Chakra füllen Sie den gesamten oberen und mit dem Solarplexus-Chakra den unteren Brustbereich. Das Milz-Chakra sitzt in der Höhe des Bauchnabels und ist mit dem kurz darunterliegenden Wurzel-Chakra für die Erhellung des gesamten unteren Rumpfbereiches verantwortlich.

Nehmen Sie sich für jedes Chakra die Zeit, die es benötigt. Manche brauchen mehr als die anderen, da in ihnen eventuell noch einige Energiebahnen von Blockaden befreit werden müssen.

Anmerkung

In Abwandlung dieser Übung können Sie das Prana-Licht auch ohne Bindung an die einzelnen Chakras von oben nach unten den gesamten Körper ausleuchten lassen. Die Einzelbeleuchtung ist zwar etwas langwieriger, doch auch um einiges intensiver und besser für die energetische Aufladung der Chakras geeignet.

Neben der Chakra-Aktivierung und -Stärkung erhöht diese Übung die gesamte Vitalität des Körpers. Sie hat eine regenerierende, kräftigende Wirkung auf alle Organe.

Fortgeschrittene Atemtechniken

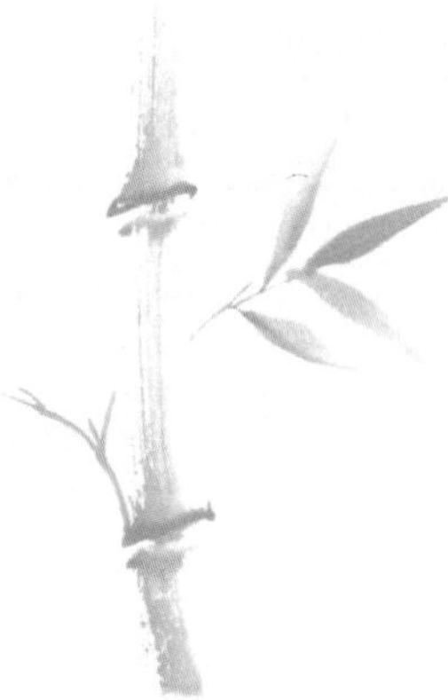

Der Atem sollte in uns eingehen wie Perlen,
dann gibt es keine Stelle, die er nicht erreichen
könnte.

Wang Chung-Yü

Das Dritte Auge öffnen

Dem Dritten Auge (auch Epiphyse, Zirbeldrüse oder 6. bzw. Stirn-Chakra genannt) werden vom Astralsehen bis zum Hellsehen, von der Gottesschau bis zur Erleuchtung viele geheimnisvolle Eigenschaften zugesprochen: Es soll sämtliche übernatürliche Fähigkeiten eines Menschen steuern. Die Inder stellen es mit einem roten Punkt auf der Stirnwurzel zwischen den beiden Augen dar. Es liegt hinter der Stirn und ist energetisch mit der Zirbeldrüse verbunden. Diese sitzt, wenn Sie von diesem Punkt ausgehend gerade ins Gehirn hineinleuchten, kurz hinter der Mittellinie, etwas oberhalb einer gedachten Linie zwischen den Ohren.

Um die Energie dieses Dritten Auges zu aktivieren, gibt es folgende Übung:

Setzen Sie sich auf einen Stuhl (oder Meditationssitz), oder legen Sie sich auf eine Ihnen angenehme Unterlage. Atmen Sie während der ganzen Übung sehr langsam über die Nase ein und aus. Die Augen sind die ganze Zeit über geschlossen.

Schauen Sie nun mit Ihren Augen auf den Punkt zwei Finger breit oberhalb der Nasenwurzel zwischen den Augenbrauen. Zur Unterstützung der Fokussierung können Sie sich vorher an dieser Stelle berühren oder leicht zwicken. Sie müssen Ihre Augen dazu etwas verdrehen, was vielleicht ein unangenehmes Ziehen auslösen kann.

Atmen Sie dabei tief ein und aus, ohne zu stocken oder den Atem anzuhalten.

Halten Sie diese Position der Augen so lange fest, wie Sie es ohne allzugroße Anstrengung können, und entspannen Sie danach Ihre Augen wieder (nicht öffnen).

Wiederholen Sie dies nach eigenem Ermessen mehrere Male.

Anmerkung

Die Übung kann mehrmals am Tag wiederholt werden. Sie steigert Ihre geistigen Fähigkeiten und Kräfte. Ihr Hormonhaushalt wird positiv beeinflusst, und Ihre Energien werden zentriert. Bei Schock und starker nervlicher Anspannung finden Sie durch diese Übung schnell wieder zu sich selbst. Des Weiteren hilft sie, Depressionen und schlechte Stimmungen zu vertreiben.

Alle Geheimnise des Heilens
sind zugleich die Geheimnisse des Atems.

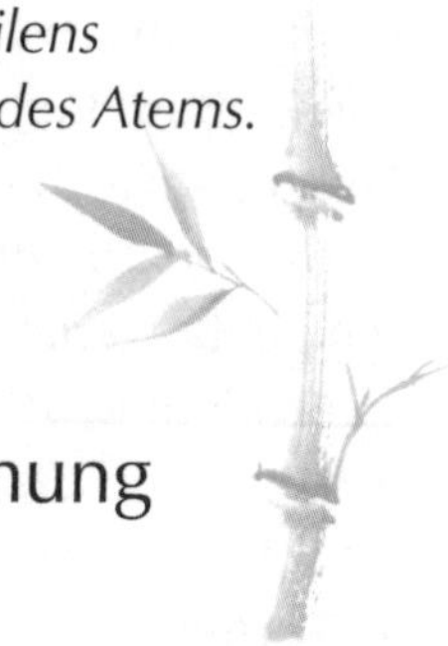

Wechselseitige Atmung
(Nadi shodhana)

Nehmen Sie eine bequeme, aufrechte Sitzhaltung ein. Kreuzen Sie an der rechten Hand den Mittel- über den Zeigefinger und legen Sie diese mit der Innenseite auf den Nasenrücken (Mittel- und Zeigefinger können auch in die Handinnenfläche gelegt werden = Vishnu-Mudra).

Atmen Sie zuerst tief aus. Der rechte Daumen verschließt dann das rechte Nasenloch und Sie atmen langsam und tief durch das linke Nasenloch ein. Verschließen Sie nun mit dem kleinen Finger zusätzlich das linke Nasenloch. Halten Sie nun den Atem so lange an, wie es für Sie ohne Probleme möglich ist. Anschließend öffnen Sie das rechte Nasenloch wieder und atmen langsam aus.

Wenn die Lungen restlos entleert sind, atmen Sie sogleich über dasselbe Nasenloch wieder sanft und tief ein. Verschließen Sie bei gefüllter Lunge das rechte Nasenloch wieder, halten Sie den Atem wieder wie beschrieben an und öffnen Sie anschließend das linke Nasenloch, um die Luft wieder sanft entweichen zu lassen.

Anmerkung

Diese Beschreibung gilt für eine Atemrunde. Eine Übung sollte mindestens fünf Runden umfassen und kann – gerade bei Anfängern – auch ohne Atemanhalten geübt werden. Idealerweise sollten Sie jedoch nach folgendem Rhythmus atmen:

- *Anfänger*: Vier Zählschritte einatmen, acht anhalten, acht ausatmen
- *Fortgeschrittene*: Vier Zählschritte einatmen, sechzehn anhalten, acht ausatmen.

Wichtig: Nicht mit verstopfter Nase üben!

Die wechselseitige Atmung dient der Vitalisierung des gesamten Körpers und der Aura. Sie reinigt die Nadis (alle feinstofflichen Energiebahnen des Körpers), verbessert die Zellatmung und gleicht den Prana-Strom im Körper aus.

Sie ist auch eine sehr gute Übung, um den Atemfluss beim Ein- und Ausatmen zu verlängern. Des weiteren kann sie sehr gut zur Milderung von Kopfschmerzen und Migräne eingesetzt werden.

Hierzu eine schöne Visualisierungsübung:

Prana (in Form eines weißen Lichtes) fließt während des Einatmens an der Seite der Wirbelsäule hinab, an der Sie über die Nase einatmen, bis zum Wurzel-Chakra (Schoß-Chakra). Beim Atem-Verharren lassen Sie die Energie an dieser Stelle wirken. Während des Ausatmens lassen Sie das Licht den zentralen Wirbelsäulen-Kanal wieder hochfließen bis zum Kronen-Chakra (Scheitel-Chakra). Wenn Sie die Nasenseite dann wechseln, lassen Sie das Prana an der anderen Wirbelsäulenseite hinabfließen.

Bevor Du daran denkst, die Welt zu kontrollieren,
kontrolliere Deinen Atem.

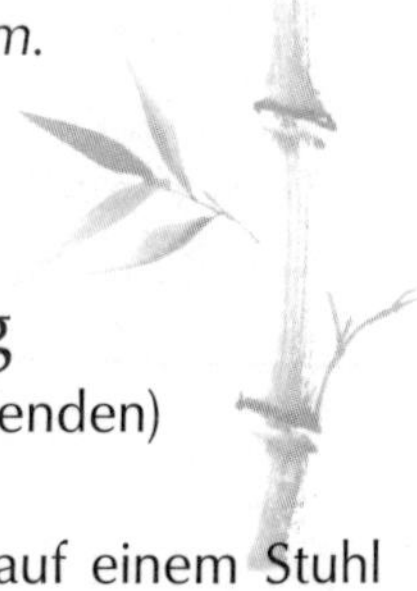

Lungenreinigung

(nicht bei Bluthochdruck anwenden)

Nehmen Sie eine bequeme Haltung auf einem Stuhl ein. Atmen Sie durch die Nase ein und durch den Mund aus. Zählen Sie beim Einatmen bis acht. Atmen Sie aus und zählen Sie ebenfalls bis acht. Verharren Sie mit leerer Lunge und zählen Sie bis sechzehn.

Anmerkung

Diese Übung ist am Anfang relativ schwer, doch lassen Sie sich davon nicht abschrecken – sie ist sehr wirksam: Die leere Lunge zieht förmlich alle Gase aus der Umgebung in sich hinein. Giftstoffe und Abgase aus den Lungenbläschen werden in den leeren Lungenraum gezogen und ausgeschieden. Sauerstoff wird bestmöglich verwertet.

Wer mit dieser Übung beginnt, hat anfangs möglicherweise einen starken Hustenreiz, da der Grad der Vergiftung noch sehr hoch sein kann. Raucher erfahren bei dieser Übung sehr schnell, was sie ihrer Lunge zugemutet haben. Sie ist deshalb auch gut geeignet, um sich das Rauchen abzugewöhnen.

Die wahren Menschen holen ihren Atem von ganz unten herauf, während die gewöhnlichen Menschen nur mit der Kehle atmen.

Dschuang Dsi

Den Atem verlängern

Ihre Sitzhaltung ist bequem auf einem Stuhl oder im Lotossitz.

Legen Sie den Daumen Ihrer rechten Hand in die Mulde oberhalb des Nasenflügels auf der rechten Seite der Nase. Den Ringfinger legen Sie leicht in die Mulde der gegenüberliegenden Seite. Mit dem Zeige- und Mittelfinger gehen Sie dabei auf die Handinnenfläche, während Ihr kleiner Finger gerade bleibt. Beide Nasenlöcher sind nun verschlossen.

Beginnen Sie das Einatmen mit der linken Nasenöffnung, indem Sie den Druck durch den Ringfinger etwas vernachlässigen. Die Nase sollte dabei immer noch leicht geschlossen sein.

Wenn Sie das erschwerte Einatmen beendet haben, schließen Sie mit dem Finger das Nasenloch wieder ganz, öffnen nun teilweise das rechte Nasenloch zum erschwerten Ausatmen.

Anschließend atmen Sie über das rechte Nasenloch wie beschrieben ein und über das linke wieder aus.

Anmerkung

Atemmenge und Länge der gesamten Übung bleiben Ihnen überlassen. Die Übung dient dazu, den gesamten Atem zu verlängern.

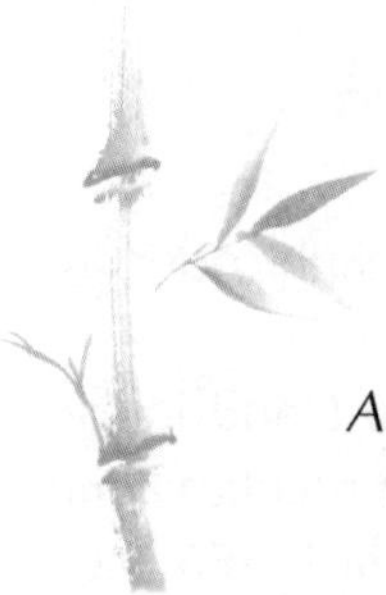

Alle Geheimnisse des Lebens
finden wir in der Atmung.

Feueratmung

Entschlackung und Reinigung der Lunge (Kapalabhati)

Nehmen Sie eine bequeme Sitzhaltung ein. Ihre Wirbelsäule ist gerade, wobei Sie den Kopf besonders aufrecht halten sollten. Ziehen Sie das Kinn leicht an.

Verwenden Sie bei dieser Übung ausschließlich die Bauchatmung (Zwerchfellatmung), auf keinen Fall die Brustkorbatmung. Zur Kontrolle können Sie auch eine Hand auf den Bauch und eine auf die Brust legen.

Ihr Atem ist kurz, schnell und sehr kräftig. Er erfolgt durch die Nase. Der Bauch wird bei jedem Ausatmen nach innen gezogen. Setzen Sie Ihre Lunge wie eine Pumpe ein und stoßen Sie die Luft förmlich heraus – Sie atmen sozusagen aktiv aus.

Lassen Sie dann die Spannung des Bauches einfach los und die Lunge zieht von ganz alleine die notwendige Luft wieder ein. Atmen Sie nicht bewusst mehr ein, sondern atmen Sie nur sozusagen passiv, und saugen Sie so viel Luft ein, wie der Körper von alleine braucht.

Steigern Sie Ihren Atemrhythmus auf etwa zwei Ausatmungen pro Sekunde.

Anmerkung

Die Länge der Übung bestimmen Sie selbst. Achten Sie darauf, nicht zu übertreiben, da der Körper mit starken Entschlackungsreaktionen antworten kann. Im Allgemeinen genügen drei Minuten.

Die Übung bewirkt einen sehr starken Gasaustausch

in der Lunge, die sehr kräftig mit sogenannten »negativen Ionen« geladen wird (negative Ionen sind die gesundheitsfördernden Ionen, die wir so eigentlich nur in der salzhaltigen Seeluft oder im feuchtfrischen Wald erhalten). Auf diese Weise verbessert die Übung die Sauerstoffversorgung und verstärkt die Ausscheidung von Giftstoffen aus dem Körper. Die Lungenkapazität wird damit drastisch gesteigert und die Lungenbläschen in den verstecktesten Ecken Ihrer Lunge werden gereinigt. Ebenso macht diese Übung Ihre Nebenhöhlen und Ihren Kopf klar.

Weiterhin wird die Spannung im Nervensystem gehoben und im Gehirn ein bewusster, stabiler »Alpha-Rhythmus« (Zustand vollkommener Entspannung bei wachem Bewusstsein) erzeugt. Im Körper baut sich ein sehr starkes Energiefeld auf, was wiederum unser Immunsystem fördert.

Diese Technik ist die optimale Ergänzung zu einer sonst tiefen und ruhigen Atmung und steigert Ihre Vitalität, Leistungskraft und Ausdauer.

Buddha fragte einen Mönch: ›Woran misst du die Spanne eines menschlichen Lebens?‹ ›Sie währt nur wenige Tage‹, antwortete er. Der Buddha sagte: ›Du hast nicht verstanden.‹ und fragte einen zweiten Mönch, der antwortete: ›Sie ist wie die Zeit, die man braucht, um eine Mahlzeit einzunehmen.‹ Buddha erwiderte: ›Du hast nicht verstanden.‹ und fragte einen dritten, der antwortete: ›Sie misst sich an seinem Atem‹. Der Buddha sagte: ›Exzellent, du hast den Weg verstanden.‹

Kühlender Atem

Ihre Sitzhaltung ist bequem auf einem Stuhl oder im Lotossitz.

Atmen Sie durch den Mund ein und durch die Nase aus (es kann auch durch den Mund ausgeatmet werden). Für die Einatmung wölben Sie vorher die Zunge zu einer Art Röhre, durch die Sie die Luft nach innen ziehen. Beim Einziehen der Luft hören Sie ein schlürfendes Geräusch.

Halten Sie dann den Atem ohne Unbehagen einige Augenblicke lang an und lassen Sie ihn dann durch die Nase sanft entweichen. Während des Ausatmens schließen Sie den Mund, schlucken den vorhandenen Speichel und drücken anschließend die Zunge leicht über den Gaumen nach hinten. Dadurch wird die Zunge neu befeuchtet und kann durch die Atmung nicht austrocknen. Auch sollten Sie ab und zu während des

Ausatmens mit der Zunge über Ihre Lippen fahren, damit auch diese ausreichend mit Feuchtigkeit versorgt werden.

Sollten Sie Ihre Zunge nicht rollen können, kann die gleiche Wirkung erzielt werden, indem Sie Ihre Lippen und Zähne leicht öffnen, die Zungenspitze vorsichtig dazwischenlegen und die Luft über die Zunge langsam hinwegstreichen lassen. Achten Sie auch hier auf die ausreichende Befeuchtung Ihrer Lippen.

Atemmenge und Länge der gesamten Übung bleiben Ihnen überlassen.

Anmerkung

Dies ist eine hochwirksame Technik, um bewusste Atemaufmerksamkeit zu erlernen. Sie erfrischt Kehle und Lungen, schützt den Rachenraum vor Erkältungen und reinigt das Blut. Außerdem eignet sie sich auch, um Hunger und Durstgefühle zu bekämpfen.

Darüber hinaus hat diese Atemtechnik eine verblüffende Wirkung auf die Haut. Sie wird in Indien deshalb auch Schlangenatmung genannt (spielt auf die Häutung der Schlangen an), weil sie für eine samtartige neue Haut sorgt. Ihr wird zudem die Fähigkeit zugeschrieben, bei Hautverletzungen durch bloße Willensanstrengung verblüffende Heilwirkungen zu erzielen.

Diese Übung sollte wegen Erkältungsgefahr auf keinen Fall bei kalter Luft durchgeführt werden.

Den Atem beobachten, ohne ihn zu ändern,
mit aller Aufmerksamkeit und ohne Beurteilung
– Einatmen, Ausatmen – bringt uns immer wieder
zur klaren Bewusstheit jenseits der Beschränktheit
des dualistischen Geistes zurück,
bringt uns zu unserer Mitte zurück,
vertieft Verstehen und Weisheit und weitet Mitgefühl.
Anapanasati Sutra

Mulabhanda-Atmung
zur Energiekontrolle

Setzen Sie sich aufrecht, mit geradem Rücken auf einen Stuhl oder in Meditationshaltung in den Lotossitz. Der Atem fließt durch die Nase.

Die Atemfolge ist vier Zähltakte beim Einatmen, acht (Fortgeschrittene sechzehn) Takte beim Anhalten und acht beim Ausatmen.

Atmen Sie tief und langsam ein. Beim Anhalten ziehen Sie sämtliche Muskeln im Blasen-, After- und Pobereich zusammen, als wenn Sie einen dringenden Toilettengang halten wollten. Das Anhalten sollte mindestens zehn Sekunden, für Fortgeschrittene zwanzig Sekunden betragen. Beim Ausatmen lösen Sie diese Anspannung wieder.

Beginnen Sie am Anfang mit nicht zu vielen Atemzügen (fünf bis sechs reichen), da die Übungen sehr nachhaltig wirken. Am Anfang kann es Ihnen bei zu vielen Atemzügen leicht schwindelig werden. Deshalb steigern Sie sich lieber langsam von Übung zu Übung, wie es Ihr inneres Gefühl zulässt.

Während des normalen Alltags fließen alle Energien, die wir erhalten, in irgendeiner Weise wieder von uns ab. Zu starker Energieabfluss erzeugt in uns das Gefühl, ausgelaugt und abgespannt zu sein. Durch diese Übung bringen wir die gesamten Energien zum Stocken und pressen die sonst abfließenden Energien teilweise als eine Art Reserve in unseren Körper hinein.

Anmerkung

Diese Technik hat eine sehr starke Wirkung im Bereich der Regeneration nach Krankheiten und wirkt nicht nur körperlich, sondern auch sehr stark auf seelischer Ebene und ist deshalb auch gut einsetzbar bei Depressionen.

Sie hat eine kräftigende und kraftspeichernde Wirkung auf das gesamte Energieniveau des Körpers und trainiert die Beckenbodenmuskeln. Des Weiteren hat sie eine stärkende und regenerierende Wirkung auf die Geschlechtsorgane sowie Blase und Prostata. Hämorrhoiden werden besser durchblutet und können eventuell zum Verschwinden gebracht werden.

Das Aus- und Eingehen des Atems
darf man nicht mit den Ohren hören können.
Sowie es einen Ton gibt,
ist der Atem grob und oberflächlich
und dringt nicht ins Feine.

Lü-Dsi

Vollatmung

Die Vollatmung vereint die drei dem Menschen mögliche Atemweisen zu einer einzigen Atmung. Gemeint sind die Hochatmung (Schlüsselbeinatmung), die Mittelatmung (Rippenatmung) und Tiefatmung (Zwerchfell-Bauchatmung).

Setzen Sie sich mit geradem Rücken auf einen Stuhl. Die Haltung ist entspannt, aber aufrecht.

Atmen Sie zuerst ganz aus und danach tief durch die Nase ein. Ziehen Sie den Atem nicht hektisch, abgehackt oder verkrampft durch die Nase ein, sondern allmählich und gleichmäßig. Sie müssen lernen, den eigenen Atem im hinteren Nasengang und Rachenraum als kühl streichelnd zu empfinden.

Gehen Sie mit dem Atem zuerst in die unteren Bereiche Ihrer Lunge, indem Sie Ihr Zwerchfell leicht anspannen, sodass sich Ihr Bauch leicht nach außen drückt. Füllen Sie danach den Bereich der unteren Rippen. Der Brustkorb dehnt sich dabei etwas nach außen.

Nun füllt der Atem den oberen Bereich der Lunge,

sodass die Brust leicht nach vorne drängt und sich hebt. Hierbei zieht sich automatisch der Bauch leicht ein und unterstützt damit die vollständige Füllung der Lunge.

Wichtig: Der Atemstrom soll nicht dreigeteilt erfolgen, sondern in einem gleichmäßigen Zug die Lunge füllen.

Halten Sie dann die Luft für einige Sekunden an und atmen Sie anschließend mit einem langsamen Fluss aus. Wenn die gesamte Luft aus der Lunge gewichen ist, werden Bauch und Brust bewusst entspannt und wir beginnen mit dem nächsten Atemzug.

Alte Yogi-Vorschriften empfehlen folgende Steigerung, um die Vollatmung zu unserer Normalatmung zu machen:

1. Woche:
Zählen Sie beim Einatmen bis drei, beim Festhalten bis zwei, beim Ausatmen bis drei. Wiederholen Sie die Übung täglich dreimal für jeweils zehn Minuten.
2. Woche:
Wie Vorwoche, jedoch abwechselnd ein Nasenloch zuhalten (siehe Kapitel »Wechselseitige Atmung«).
3. Woche:
Zählen Sie beim Einatmen bis sechs, beim Festhalten bis drei, beim Ausatmen bis sechs. Wiederholen Sie die Übung täglich dreimal für jeweils zehn Minuten.
4.–5.Woche:
Zählen Sie beim Einatmen bis acht, beim Festhalten bis vier, beim Ausatmen bis acht. Wiederholen Sie die Übung täglich dreimal für jeweils zehn Minuten.

6.–8.Woche:
Zählen Sie beim Einatmen bis acht, beim Festhalten bis vier, beim Ausatmen bis acht. Wiederholen Sie die Übung täglich dreimal, ab jetzt jedoch für jeweils zwanzig Minuten.
9.–10.Woche:
Zählen Sie beim Einatmen bis zehn, beim Festhalten bis fünf, beim Ausatmen bis Zehn. Wiederholen Sie die Übung täglich dreimal für jeweils zwanzig Minuten.
11. Woche:
Zählen Sie beim Einatmen bis fünfzehn, beim Festhalten bis sieben, beim Ausatmen bis fünfzehn. Wiederholen Sie die Übung täglich dreimal für jeweils zwanzig Minuten.
12. Woche:
Wie Vorwoche, jedoch die Dauer auf fünfundzwanzig Minuten erhöhen.
13.–15. Woche:
Wie Vorwoche, jedoch die Dauer auf dreißig Minuten erhöhen.

Nach der fünfzehnten Woche sollte der Vollatem ein Teil von Ihnen geworden sein.

Um die Prana-Energie des Vollatmens richtig auszuschöpfen und wesentlich zu erhöhen, sollten Sie noch folgende Punkte beachten:

Entspannung: Ihre Atmung muss ohne jegliche Anstrengung in einem voll entspannten Zustand fließen. Alle Muskeln sind locker. Ihr Geist ist gelassen und in Harmonie.

Rhythmus: Während allen Übungen hat der Atem immer den gleichen Rhythmus. Rhythmischer Atem lässt uns ruhig und gelassen sein und stärkt uns gegen sämtliche Unstimmigkeiten des Lebens.
Bewusst Atmen: Wer bewusst atmet, steigert sämtliche körperlichen und seelischen Funktionen. Alle Organe des Körpers werden befreit und können verjüngt und regeneriert werden. Die feinsten spirituellen Energien werden freigesetzt und bringen uns in Harmonie mit dem Lebensrhythmus.

Die Luft webt das All,
der Atem webt den Menschen.
Upanishaden; Atharva-Veda

Verjüngungsatmung

(siehe auch Übung »Vokal-Atmung«)

Setzen Sie sich mit geradem Rücken auf einen Stuhl. Die Haltung ist entspannt, aber aufrecht. Schließen Sie Ihre Augen und richten Sie Ihre Wahrnehmung auf alle Gefühle in Ihrem Kopf, die durch die Atmung auftreten (auch im Bereich der Nasenhöhle sowie des Rachen- und Gaumenraumes). Bleiben Sie während der ganzen Übung auf diesen Bereich konzentriert.

Atmen Sie zuerst tief durch die Nase ein. Lassen Sie nun den Atem mit einem langen, tiefen und summenden »I« aus der Lunge ausströmen. Wenn die Lunge total entleert ist, holen Sie wieder ruhig und tief durch die Nase Luft und wiederholen Sie den Vorgang.

Anmerkung

Beginnen Sie mit dieser Übung am Anfang für etwa zehn Minuten, und steigern Sie die Länge entsprechend Ihrem Gefühl.

Auf lange Sicht wirkt diese Übung verjüngend auf den ganzen Organismus und hilft besonders bei Kopfschmerzen, Ohrensausen und Anfälligkeiten der Nase und des Rachenraumes.

Das Leben geschieht nur im Hier und Jetzt.
Der Atem ist unser Schlüssel dazu.

Zen-Weisheit

Intensive Heilatmung

Diese Technik sollte nur geübt werden, wenn Sie schon einige Erfahrung in verschiedenen anderen Atemtechniken gemacht und eine gewisse Atemkontrolle im Atemverharren erreicht haben. Auf keinen Fall darf diese Technik bei Bluthochdruck, Herz-Kreislauf-Problemen oder bei akuten Lungenproblemen eingesetzt werden.

Bei dieser Übung ist es am besten, wenn Sie sich flach und entspannt auf den Rücken legen. Die Hände liegen rechts und links am Körper und sind zu Fäusten geballt.

Ihre Einatmung erfolgt durch die Nase, die Ausatmung durch den Mund.

Lassen Sie zuerst Ihre Gedanken und Ihren Körper zur Ruhe kommen. Dann fokussieren Sie gedanklich die Zone oder den Teil Ihres Körpers, der im Ungleichgewicht ist und geheilt werden soll.

Atmen Sie mehrmals tief ein und aus und beginnen Sie dann, den Atem nach der Einatmung so lange wie möglich verharren zu lassen. Je länger der Atem gehalten wird, umso stärker und tiefgreifender ist die Wirkung dieser Technik.

Während der Atemverharrung nehmen Sie gedanklich die Energie der eingeatmeten Luft, die durch das Verharren erzeugt wird, auf. Richten Sie diese Energie gesammelt auf die zu behandelnde Zone. Auf diese Weise aktivieren Sie Ihre Selbstheilungskräfte.

Erst wenn es gar nicht mehr geht, atmen Sie wieder

aus. Mit den nächsten Atemzügen gehen Sie genauso vor.

Sollte zwischendurch der Sauerstoffbedarf übermächtig werden, machen Sie ein paar ausgleichende Atemzüge, bis Ihre Atmung wieder harmonisch fließt und gehen danach erneut mit der Atemverharrung ans Werk.

Wenn Sie ins Schwitzen geraten oder sich Ihre Problemzone zu stark »meldet«, hören Sie mit der Übung auf, und gehen Sie diese mit der nächsten Atemsitzung erneut an.

Anmerkung

Diese Technik sollte am besten vor dem Einschlafen und nach dem Aufwachen über einen längeren Zeitraum hinweg ausgeübt und so lange wiederholt werden, bis Ihr Problem beseitigt ist.

Auch wenn diese Übung am Anfang sehr schwerfällt, bleiben Sie dran: Sie hat eine sehr tiefgreifende Wirkung.

Über die Heilwirkung hinaus wird Ihr Atemvolumen dadurch kraftvoller, tiefer und ausgeglichener. Der Brustkorb wird geweitet, und langfristig können sich Fehlhaltungen im oberen Rückenbereich richten.

Der Atem ist das Tor zur Wirklichkeit.

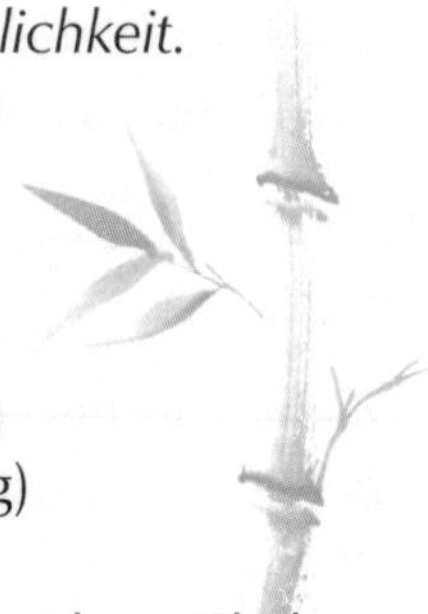

Chakra-Atmung
(Indianische Atemübung)

Wenn Sie nicht wissen, wo sich die einzelnen Chakras befinden, so finden Sie in der Atemtechnik »Licht-Chakra-Atmung« eine kurze Beschreibung.

Setzen Sie sich bei dieser Übung am besten auf den Boden, damit Sie »der Erde näher sind«, wie die Indianer sagen. Diese Übung kann in der Wohnung oder noch besser in der freien Natur unter einem Baum oder an einem Flussufer erfolgen. Achten Sie darauf, dass Sie alle Übungen ungestört ausführen können.

1. Chakra (Wurzel-Chakra)
Der Schöpferatem

Atmen Sie langsam und tief durch den Bauch ein. Halten Sie für sieben Zählschritte Ihren Atem an und ziehen Sie dabei die Muskulatur an Anus und Blase fest zusammen. Entspannen Sie sich wieder und atmen Sie durch den Mund aus.

2. Chakra (Nabel-Chakra)
Der weibliche oder passive Atem

Ziehen Sie die Luft scharf durch den Mund in den Brustbereich Ihrer Lunge. Halten Sie dort Ihren Atem kurz an und lassen Sie ihn anschließend in den Unterbauch fallen. Atmen Sie ihn durch den Mund fest wieder aus.

3. Chakra (Sonnengeflechts-Chakra)
Der männliche oder aktive Atem

Ziehen Sie die Luft scharf durch den Mund in den Brustbereich Ihrer Lunge. Halten Sie dort Ihren Atem kurz an und lassen Sie ihn anschließend in den Oberbauch fallen. Atmen Sie ihn durch den Mund fest wieder aus.

4. Chakra (Herz-Chakra)
Der Reinigungsatem

Atmen Sie durch die Nase langsam in Ihren Unterbauch. Halten Sie dort den Atem an. Heben Sie ihn dann dreimal ganz langsam in Ihre Brust und lassen Sie ihn wieder in den Unterbauch fallen. Atmen Sie durch den Mund wieder aus.

5. Chakra (Kehl-Chakra)
Der glückliche Atem

Öffnen Sie Ihren Mund leicht. Über die Bauchmuskulatur atmen Sie mit sieben kleinen Stößen durch den Mund ein. Leeren Sie Ihre Lunge ebenfalls wieder mit sieben kleinen Stößen durch den Mund.

6. Chakra (Drittes Auge, Stirn-Chakra)
Der Beruhigungsatem

Legen Sie den Mittelfinger Ihrer rechten Hand zwischen Ihre Augenbrauen, und der Daumen verschließt das rechte Nasenloch. Atmen Sie langsam durch das linke Nasenloch tief in den Bauch ein. Schließen Sie nun mit dem Ringfinger das linke Nasenloch und halten für vier Zählschritte den Atem an. Öffnen Sie das rechte Nasenloch und atmen Sie zuerst tief aus, bevor Sie auch dort wieder tief einatmen. Schließen Sie das rechte wieder, halten Sie wieder vier Zählschritte inne und atmen Sie über das linke Nasenloch aus.

7. Chakra (Kronen-/Scheitel-Chakra)
Die Kleiner-Tod-Atmung

Atmen Sie tief durch die Nase in den Bauch und halten Sie dort Ihren Atem für zwölf Zählschritte fest. Durch den Mund atmen Sie wieder ganz aus und halten Sie auch dann am Ende Ihren Atem wieder für zwölf Zählschritte fest, bevor Sie anschließend wieder durch die Nase einatmen.

Alle sieben Atemübungen sollten elf Mal hintereinander durchgeführt werden. Fühlen Sie sich bei jeder Atemübung in das dazugehörige Chakra ein. Erspüren Sie die Kraft der Chakren.

Neben der Atmung können Sie durch Singen bestimmter Silben sowie durch Visualisierung der Lichtfarben der einzelnen Chakras eine Stärkung und Aktivierung herbeiführen. Das Singen und Visualisieren kann sowohl im Anschluss an die entsprechende Chakra-Atemübung oder in einem Zug nach allen sieben Atemübungen eingesetzt werden.

Fühlen Sie sich ein und finden Sie den Ihnen gemäßen Weg.

Die Töne
oder
»Das Wachsingen der Chakras«

1. Chakra
Atmen Sie tief durch die Nase in den Bauch ein. Beim langsam verströmenden Ausatmen singen Sie ein volles »Aaahhh«.

2.Chakra
Atmen Sie tief durch die Nase in den Bauch ein. Beim langsam verströmenden Ausatmen singen Sie ein volles »Soool«.

3. Chakra
Atmen Sie tief durch die Nase in den Bauch ein. Beim langsam verströmenden Ausatmen singen Sie ein volles »Suuummm«.

4. Chakra
Atmen Sie tief durch die Nase in den Bauch ein. Beim langsam verströmenden Ausatmen singen Sie ein volles »Eeeeeee«.

5. Chakra
Atmen Sie tief durch die Nase in den Bauch ein. Beim langsam verströmenden Ausatmen singen Sie ein volles »Uuuuu«.

6. Chakra
Atmen Sie tief durch die Nase in den Bauch ein. Beim

langsam verströmenden Ausatmen singen Sie ein volles »Suuunnn«.

7. Chakra
Atmen Sie tief durch die Nase in den Bauch ein. Beim langsam verströmenden Ausatmen singen Sie ein volles »Ooommm«.

Auch beim Singen sollten Sie sich innerlich auf das jeweilige Chakra einstimmen und mit der Kraft dieser Energiezentren meditieren. Fühlen Sie sich dabei in den Fluss der Energieströme ein und lassen Sie sich von ihnen mitführen.

Singen Sie zum Abschluss: Ah-U-Sol-E-Sun-Sum-Ohm

Diese Reihenfolge regt den energetischen Fluss durch alle Chakras am besten an.

Für die Farbvisualisierungen, die sowohl getrennt als auch mit dem Singen erfolgen können, ist es am einfachsten, wenn Sie Ihre Hand einige Zentimeter über das jeweilige Chakra halten. Sehen Sie die jeweilige Farbe vor Ihrem inneren Auge, indem Sie sich einen kosmischen Lichtstrahl vorstellen, der durch Ihre Hand in das jeweilige Chakra einströmt.

Wenn Sie jedes einzelne Chakra beleuchtet haben, lassen Sie einen weißen (= alle Farben vermischt) Lichtstrahl durch das 7. Chakra in sich eindringen, bis Sie vollständig von dem Licht eingehüllt sind.

Farbatem-Silbenzuordnung

1. Chakra	Rot	Schöpferisch	AH
2. Chakra	Orange	Weiblich	SOL
3. Chakra	Gelb	Männlich	SUM
4. Chakra	Grün	Reinigend	E
5. Chakra	Blau	Glücklich	U
6. Chakra	Purpur	Beruhigend	SUN
7. Chakra	Weiß	Kleiner Tod	OHM

Diese Übungen aktivieren sämtliche Chakras und verbinden uns dadurch mit unseren natürlichen Energiequellen. Sie unterstützen und fördern das innere Gleichgewicht von Körper, Geist und Seele. Des Weiteren regen sie in uns den eigenen Selbstheilungsprozess an.

*Je freier und bewusster du atmest,
desto mehr lebst du.*

Vokalatmung und Konsonantenatmung

Eine gute Vokalatmung setzt die Beherrschung der Vollatmung (siehe entsprechendes Kapitel) voraus.

Der gesamte Körper sollte locker sein. Ihr Stimmapparat ist entspannt.

Atmen Sie langsam durch die Nase ein, als ob Sie an etwas Feinem riechen. Denken Sie dabei an den von Ihnen ausgesuchten Vokal bzw. Konsonanten und nehmen Sie diesen gedanklich durch die Einatmung in sich auf. Halten Sie nun für etwa drei Sekunden mit dem Atem inne.

Beim Ausatmen bilden Sie nun laut und deutlich den gewählten Ton. Versuchen Sie, ihn dabei so optimal und klar wie nur möglich auszudrücken und so lange wie möglich zu halten. Blasen, sprechen, singen, summen, hauchen und dehnen Sie ihn, sodass er jenen für sich eigenen und charakteristisch echten Ausdruck erhält. Bewegen Sie Ihre Lippen, wenn nötig, durchaus überdeutlich. Dadurch werden die spezifischen Körperzonen am besten angesprochen.

Richten Sie beim Ausatmen Ihre geistige Aufmerksamkeit auf die jeweils gewünschten Körperbereiche. Je genauer und plastischer Sie sich das jeweilige Organ vorstellen, umso besser kann das Blut das Prana zu den jeweiligen Stellen führen.

Anmerkung

Die Vokalatmung wirkt auf die jeweils angesprochenen Organe lockernd, durchblutend und regenerierend. Nebenbei fördert sie das optimale Ausatmen und aktiviert damit einen starken Reinigungsprozess. Bei verkümmerter Zwerchfelltätigkeit hilft es bei dessen Kräftigung und fördert seine Elastizität.

Die jeweiligen Töne sollten mindestens drei bis fünf Minuten lang geübt werden. Die Übung kann mehrmals am Tag durchgeführt werden.

Vokale und Konsonanten

Aussprache, Wirkbereiche & Anwendung

Vokal »I«

- Breite Lippenstellung, freudiges Gesicht, Zungenspitze an die unteren Schneidezähne drücken
- Gesamter Kopfbereich, besonders Schädelknochen, Hypophyse, Epiphyse und das im Kopf befindliche Atemzentrum
- Günstige Wirkung bei Kopfschmerzen, Nasen- und Rachenbeschwerden, Ohrensausen, Erkältung sowie bei schlechter Gemütsverfassung bis hin zu Aggressionen

Vokal »E«

- Breite, lächelnde Mundstellung, Zungenspitze an die unteren Schneidezähne drücken
- Gesamter Halsbereich, besonders Schilddrüse, Kehlkopf und Stimmbänder (kräftiger und wohlklingender) – Stimme und Sexualität bedingen sich gegenseitig, sodass dieser Vokal sehr gewinnbringend auf die Potenz wirkt.
- Günstige Wirkung bei Schnupfen, Heiserkeit, Mandelentzündung, Schilddrüsenerkrankungen, Ablagerungen und Schlacken im Hals- und Kehlkopfbereich. Schleimhäute und Schilddrüse werden besser durchblutet.

Vokal »A«

- Neutraler Gesichts- und Mundausdruck, Zunge an die unteren Schneidezähne pressen, beim Aussprechen den Mund gut öffnen

- Gesamter oberer Brustbereich, besonders Lungenspitzen, Thymusdrüse
- Günstige Wirkung bei schlechtem Atemvermögen, niedriger Lebensenergie, fehlender Tatkraft und seelischen Komplexen. Stärkt das Immunsystem und kräftigt die Lunge.

Vokal »O«

- Ernster Gesichtsausdruck, wobei der Mund klein und hart ist und die Lippen rund und gespannt sind. Die Zunge berührt die Zähne nicht.
- Brust- und Zwerchfellbereich (Herzkräftigung), besonders Herzzone, Bauchspeicheldrüse
- Günstige Wirkung auf das Herz (Kräftigung – bei Herzleiden Vorsicht: Nicht zu angestrengt üben!)

Vokal »U«

- Sehr ernster Gesichtsausdruck. Der Mund ist klein, rund und rüsselartig. Die Zunge berührt die Zähne nicht.
- Gesamter Bereich unterhalb des Zwerchfells, besonders Magen, Darm, Unterleib
- Günstige Wirkung bei Frauenleiden, Prostatabeschwerden, Darmschlaffheit und Stuhlträgheit

Vokal »Ä«

- Gesichtsausdruck wie beim Gähnen, Mund weit geöffnet. Bei dieser Übung wird ausnahmsweise durch den Mund ein- und ausgeatmet. Der Mund ist in beiden Fällen weit geöffnet.
- Schlund und Rachenbereich

- Günstige Wirkung bei Müdigkeit, Blutleere im Gehirn. Beugt Arterienverkalkung und Schlaganfällen vor (Vorsicht: Bei starkem Blutdrang darf diese Übung nur mit leichtem Ein- und Ausatmen geübt werden).

Vokal »Ö«

- Ernster Gesichtsausdruck, wobei der Mund klein und hart ist und die Lippen rund und gespannt sind. Die Zunge berührt die Zähne nicht.
- Günstige Wirkung auf Tätigkeit von Magen, Leber und Bauchspeicheldrüse, lockert die Brustmuskulatur. Massiert und lockert das Zwerchfell und wirkt wohltuend auf das Herz.
  Bei kurzem, stoßweisem Ausatmen belebt es das Sonnengeflecht (Solarplexus), reinigt das Blut, entfernt angehäufte Schlacken und mobilisiert die Lebenskräfte. Allgemein stimmungshebend

Vokal »Ü«

- Ernster Gesichtsausdruck. Der Mund ist klein, rund und rüsselartig. Die Zunge berührt die Zähne nicht.
- Bereich unterhalb des Zwerchfells, besonders Nieren, Nebennieren, unteres Rückgrat, Sexualdrüsen und -organe
- Günstige Wirkung bei Nierenleiden, Impotenz

Konsonanten »M« und »N«

- Neutraler Gesichtsausduck, Mund geschlossen, Lippen nur leicht aufeinanderliegend – nicht gepresst. Bei »M« liegt die Zunge im unteren Mundbereich,

ohne die Zähne zu berühren. Bei »N« liegt die Zunge leicht am oberen Gaumen. Diese Töne sollten niemals stoßend oder gewaltsam hervorgebracht werden. Es soll ein angenehm leicht massierender Klang entstehen.
- Diese Konsonanten sprechen das gesamte Knochengerüst an. Besonderer Bereich: Kopf, Brust, Rücken
- Günstige Wirkung bei Schwindel, Ohrensausen, Schwerhörigkeit. Sie verbessern das Stimmvolumen, begünstigen die Schleimabsonderungen und Ausscheidung von Kohlensäure und Schlacken. Sie wirken normalisierend auf den Blutdruck.

Es können auch mehrere Vokale beziehungsweise Konsonanten nebeneinander geatmet werden.
Abwandlung: Sie können diese Übung mit allen Vokalen nacheinander jeweils ein paar Minuten durchatmen, sodass der gesamte Körper an diesem regenerativen Heilungsprozess teilhaben kann.

Anmerkung

Diese Technik ist sehr gut in einer Gruppenarbeit als eine Art Meditation durchführbar. Durch mehrere Personen kann der jeweilige Vokal durchgehend gehalten werden und die Vibrationen wirken tiefer und dynamischer.

Leben ist ein ständiger Energiestrom.
Atmen ist Leben, somit ist der Atem
unsere eigene lebende Kraft.

Blasebalgatmung
(Bhastrika Pranayama)

Sitzen Sie bequem, aufrecht und mit sehr gerader Kopfhaltung.

Atmen Sie bei dieser Übung über Ihre Bauchmuskulatur mit kurzen, kraftvoll ausgeführten Bewegungen. Ihr Atem zieht dabei schnell und scharf durch die Nase. Die Nasenflügel heben sich dabei nach außen und es entsteht ein leicht schnaubendes Geräusch. Bewegen Sie Ihre Brust bei dieser Übung möglichst gar nicht. Ihr Bewegungsablauf sollte dabei so rhythmisch wie nur möglich erfolgen.

Beginnen Sie zuerst mit einem kurzen Ausatmen. Atmen Sie dann zügig und kraftvoll durch die Nase ein, indem Sie durch schnelles Einziehen des Bauches die Atmung unterstützen. Danach lassen Sie die Spannung im Bauch abrupt los und atmen zügig durch die Nase aus.

Diese Atmung wiederholen Sie zehnmal mit geradem Kopf. Anschließend drehen Sie den Kopf scharf nach links, sodass Sie über Ihre Schulter schauen können. Dort wiederholen Sie weitere zehn Atemzüge lang die beschriebene Atemweise. Drehen Sie dann

Ihren Kopf scharf nach rechts über die rechte Schulter und nehmen Sie dort ebenfalls zehn Atemzüge wie beschrieben. Als letztes nehmen Sie wieder Ihre gerade Ausgangsposition ein und atmen dort nochmals zehn Atemzüge.

Zur Beendigung der Übung atmen Sie tief ein und halten Ihren Atem an, solange Sie es ohne Schwierigkeiten schaffen (nicht übertreiben - Ohnmachtsgefahr). Bleiben Sie danach ruhig sitzen, bis sich Ihr Atem wieder normalisiert hat.

Anmerkung

Diese Atemtechnik erhöht den Alkaligehalt Ihres Blutes. Sie erzeugt einen angenehm friedvollen und sehr entspannten Zustand für Ihr gesamtes Wesen.

»Alles wird gut, du musst nur bewusst atmen ...«

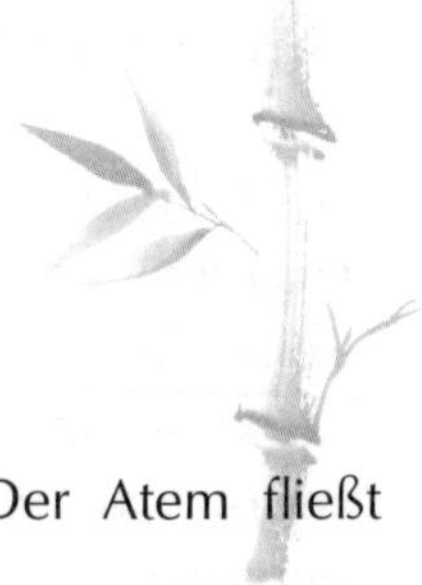

Pendelatem
(Tala-Yukta)

Sie sitzen aufrecht und entspannt. Der Atem fließt durch die Nase.

Atmen Sie tief über eine Zwerchfellatmung ein und zählen Sie dabei bis drei. Stellen Sie sich ein Pendel vor, das hin und her schwingt. An der jeweils obersten Stelle der Pendelbewegung scheint es, nachdem es immer langsamer geworden ist, zu verharren, um dann zu wechseln und in die andere Richtung zu schwingen. Ähnlich muss Ihr Atmen erfolgen.

Beim Zählen des letzten Taktes, bei dem Sie Ihr Einatmen verlangsamt haben, drehen Sie scheinbar unmerklich Ihren Atem um und lassen ihn auf drei zählend wieder hinausfließen. Auch am Ende der Ausatmung drehen Sie wie bei einem Pendel unmerklich um und atmen wieder ein.

Der Atem stockt nie. Er fließt immer im gleichen Rythmus und in der gleichen Länge beim Einatmen und Ausatmen – ohne eine Atempause.

Erhöhen Sie, Ihrer eigenen Atemkonstitution entsprechend, auf vier, fünf, sechs usw. Zählschritte (nach oben hin offen). Wichtig ist, dass ein Atemschwung in den anderen übergeht und immer der gleiche Rhythmus beibehalten wird. Sie atmen sozusagen ununterbrochen.

Diese Übung ist die vorbereitende Übung für die folgende, die »Kevali-Atmung«.

Anmerkung

Diese Übung beruhigt das gesamte Nervensystem. Sie ist ideal einsetzbar bei Gesichtsfalten, da die Gesichtsmuskeln völlig entspannt werden und sie einen Ausdruck von Gelassenheit und Harmonie in den Gesichtszügen hervorbringt.

Durch Beherrschung
des aufsteigenden Atems (udana)
wird der Yogi fähig, durch Wasser, Schlamm
oder Dornen zu gehen,
ohne davon berührt zu werden,
und er kann (den Körper) verlassen.

Patanjali

Kevali-Atmung

(ausschließliches Atemverharren)

Yoga-Lehrer sind der Meinung, dass diese Atemtechnik alle anderen ersetzt und erfüllt. Sie ist die Krönung aller Pranayama-Techniken. Voraussetzung ist die Beherrschung des »Pendelatems«. Diese Übung teilt sich in zwei Teile: Kevali 1 + Kevali 2.

Kevali 1

(Der ununterbrochene Atem)

Gehen Sie in den Pendelatem und atmen Sie dort einige Minuten, bis der Atem tief und entspannt ist. Ihre Augen sollten geschlossen sein.

Konzentrieren Sie sich mit Ihren Gedanken ausschließlich auf Ihren Atem. Erleben Sie bewusst den Atemfluss, bis in seine kleinsten Nuancen.

Versuchen Sie nun, die Übergänge zwischen der Einatmung und der Ausatmung zu verwischen. Dies geschieht, indem Sie die Atemvorgänge immer langsamer werden lassen. Es gibt keine Grenzen mehr. Die Einatmung wird der Ausatmung und die Ausatmung wird der Einatmung geopfert. – All dies geschieht ohne Anstrengung!

Dies ist Kevali 1, der ununterbrochene Atem, der seinen Schwerpunkt auf die hundertprozentige Konzentration der bewussten Atemwahrnehmung setzt. Sowohl bei der Pendelatmung als auch bei Kevali 1 ist der Brustkorb durch eine leichte Anspannung spürbar. Erst die Beherrschung dieser Übung beziehungsweise der »Konzentration der Gedanken« ermöglicht die nun folgende höchste Stufe.

Kevali 2

(Der unmerkliche Atem)

Der Übergang von Kevali 1 auf Kevali 2 geschieht von ganz alleine und sollte auch nicht gesteuert werden.

Wenn Sie bei Kevali 1 den Zustand erreicht haben, in dem Ihre Lunge am weitesten ausgedehnt ist, wenn der günstigste Atemschwung erreicht ist, entspannt sich Ihr Brustkorb von ganz alleine. Ihre Atmungsorgane sacken sozusagen zusammen, bis zu dem Punkt, an dem Sie die Atmung scheinbar nicht mehr merken. Sie fühlen sich, als ob Sie überhaupt nicht mehr atmen würden.

Der unmerkliche Atem sollte der Begleiter sämtlicher Meditationen sein. Nur durch Kevali 2, der höchsten Atemstufe, erreicht der Meditierende die vollkommene Versenkung und den Zustand, den die Yogis »Samadhi« nennen.

*Durch Beherrschung
des verbindenden Atems (samana)
wird sein Körper leuchtend.*

Patanjali

Der Verbundene Atem

Rebirthing/Holotropes Atmen nach Grof

Hinter all diesen Bezeichnungen verbirgt sich ein sehr intensiver Atmungsprozess, der – je nach Technik – leicht abgewandelt wird. Für meine Darstellung in diesem Buch werde ich ihn »Verbundener Atem« nennen, weil dieser Name am besten sein Wesen beschreibt. Zu dieser Technik wurden sehr viele tiefgreifende und den dabei ablaufenden seelischen Prozess erklärende Bücher geschrieben. Es ist wirklich lohnenswert, einige davon zu lesen, um in die Tiefe zu dringen. Ich beschränke mich auf die reine Ablaufbeschreibung dieser Atmung.

Am vorteilhaftesten ist es, wenn Sie diese Atemtechnik mit einem erfahrenen Atemtrainer beziehungsweise einem Atemtherapeuten durchführen. Sie können diese Übung zwar auch alleine durchführen – doch seien Sie sich im Klaren darüber, dass sie Sie an tiefsitzende Blockaden führt, die sich in Ihrem Körper festgesetzt haben und dabei aufgebrochen werden. Menschen, die geistig etwas unausgeglichen sind, empfehle ich, einen erfahrenen Atemtherapeuten zurate zu ziehen, denn er führt Sie gezielt und sicher durch diese durchschlagenden Prozesse. Vielleicht haben Sie auch einen Menschen, dem Sie vertrauen und der Ihnen zur Seite stehen möchte – es ist von Vorteil, bei dieser Übung nicht ganz allein zu sein.

An dieser Stelle möchte ich gerne Leonard Orr zitieren: »Atmen ist sicher und völlig harmlos. Deine Lebensenergie ist sicher und völlig harmlos. Deine Gefühle und Dein Geist hingegen sind nicht so sicher und harmlos.«

Das, was den Menschen bei dieser Atemtechnik am meisten Angst einflößt, ist der Zustand der Hyperventilation, der in manchen Sitzungen (meist nur in der ersten) auftritt. Zuerst verspürt man im Laufe einer Sitzung ein Kribbeln und Vibrieren, das sich am häufigsten in den Fingern, Armen, Beinen, Füßen und um den Mund herum bemerkbar macht. Greift dann der Hyperventilationsprozess, zeigt er sich in leichten Verkrampfungen der Hände, Beine und am Mund, was bis zur sogenannten »Pfötchenhaltung« und zum »Karpfenmaul« führen kann. Auch ein intensiveres Kältegefühl kann sich bemerkbar machen. Diese Hyperventilation tritt ein, wenn der Geist über den Atem versucht, unbewusste festverankerte Blockaden zu lösen.

Wie jedoch Tausende von Atemsitzungen beweisen, ist dieses Hyperventilationssyndrom nicht gefährlich und löst sich, wenn Sie durch diese Phase bewusst hindurchatmen, von alleine auf. Anschließend werden Sie mit einer wohltuenden – von manchen gar als himmlisch bezeichneten – Entspannung belohnt.

Bei dem Prozess der Hyperventilation werden sehr oft Erinnerungsmuster aus der Geburt und die damit verbundenen Angstzustände herausgearbeitet – daher der Name »Rebirthing«, Wiedergeburt.

Emotionale Zustände, die neben Ängsten auch durch Wut, Hass, Traurigkeit oder Schmerz verursacht sein können, werden oft unbewusst festgehalten, um sie nicht erneut durchleben zu müssen. Dieses unbewusste »verkrampfte« Festhalten kann dann wiederum zu den beschriebenen Verkrampfungen der Muskeln führen.

Der »Verbundene Atem« löst jedoch sowohl die körperlichen als auch die seelischen Verkrampfungen, und mit dem Vertrauen in die eigene Atmung verschwinden auch die Hyperventilationserscheinungen.

Die Aufgabe des Partners/Therapeuten bei dieser Sitzung ist es, den Atmenden sowohl auf der körperlichen als auch auf der geistigen Ebene zu begleiten und ihm ein Gefühl der Sicherheit, des Geborgenseins und der freien Entfaltung zu ermöglichen. Er greift allerdings im Normalfall nie in die Sitzung ein – der Atmende bestimmt die Richtung und Entwicklung der Sitzung selbst.

Vorübung 1

Atmen Sie die Luft bewusst, sanft und tief durch die Nase ein. Die Atemzüge erfolgen dabei etwas schneller als bei der normalen Atmung. Lassen Sie die Luft anschließend sofort wieder entweichen, ohne innezuhalten.

Nach dem Ausatmen ziehen Sie, ohne zu verharren, sofort wieder den Atem in Ihren Körper. Die Ausatmung wird dabei nicht bewusst durchgeführt, sondern vollständig dem natürlichen Zusammenziehen der Muskeln Ihres Körpers überlassen – lassen Sie ausatmen! Wichtig ist, dass Ein- und Ausatmung wie in einer Schleife stetig verbunden sind, daher übrigens der Name »Verbundene Atmung«.

Atmen Sie so etwa zwanzig bis dreißig Atemzüge (fühlen Sie sich selbst darin ein) in einem Stück durch. Nach dieser Übung atmen Sie einige Male tief ein und aus und entspannen sich.

Vorübung 2

Verfahren Sie wie in obiger Übung beschrieben, nur atmen Sie dabei diesmal durch den geöffneten Mund.

Spüren Sie nach, wie dies im Vergleich mit Vorübung 1 auf Sie wirkt. Testweise können Sie auch einmal probieren, wie es sich anfühlt, mit leicht geöffnetem Mund durch die Nase zu atmen.

Auch hier genügen jeweils zwanzig bis dreißig Atemzüge.

Vorübung 3

Nehmen Sie bei dieser Vorübung den Atem wie bei Vorübung 1 auf, jedoch ohne dass auch nur das geringste Geräusch entsteht. Lautlos fließt der Atem in Sie hinein und lautlos verlässt er Sie wieder – ohne Unterbrechung.

Schließen Sie dabei am besten Ihre Augen und werden Sie sich Ihrer Atemenergie bewusst.

Vorübung 4

Bei dieser Übung ist Ihre Intuition, Ihr eigenes inneres Gefühl gefragt. Atmen Sie zuerst mit verbundenen Atemzügen viermal kurz ein und aus, und nehmen Sie dann einen tiefen Atemzug. Wiederholen Sie dies mehrere Male, sodass Sie auf insgesamt zwanzig bis dreißig Atemzüge kommen.

Variieren Sie danach, und spielen Sie mit der Anzahl der kurzen Atemzüge, indem Sie zum Beispiel sieben kurze und einen langen oder zehn kurze und einen langen Atemzug durchführen. Lassen Sie Veränderung zu.

Finden Sie Ihren eigenen, am besten auf Sie abgestimmten Rhythmus – Ihr Körper wird ihn Ihnen vorgeben, wenn Sie sich darauf einlassen.

Als Vorbereitung auf eine komplette Atemsitzung ist es günstig, wenn Sie für einige Zeit, täglich ein- oder zweimal, eine der Vorübungen durchgeführt haben.

Allein diese Vorübungen schaffen schon ein neues Atembewusstsein.

Ablauf einer Sitzung

Sie legen sich auf den Boden bequem auf eine Decke. Decken Sie sich zu, da eine Sitzung ein bis drei Stunden dauern kann und Sie nicht, bedingt durch äußere Einflüsse, frieren sollten. Wichtig ist auch, es so einzurichten, dass während der Sitzung keine Störungen von außen erfolgen können. Der Partner, der Sie während der Sitzung begleitet, sitzt ruhig neben Ihnen. Eine sanfte Musik im Hintergrund kann unterstützend wirken. Beginnen Sie mit der »Verbundenen Atmung«, wie in

Vorübung 1 beschrieben. Atmen Sie durch die Nase ein und aus. Will Ihr Körper während der Sitzung jedoch durch den Mund atmen, so lassen Sie dies zu. Erlauben Sie grundsätzlich jede Eigendynamik des Körpers, zu der es während der Sitzung kommt. Wichtig ist nur, dass Sie in der ganzen Sitzung bei der Verbundenen Atmung bleiben.

Die verschiedenen Prozesse, die der Körper durchlebt, können zu einem Verharren des Atems führen. Hier ist dann der Sitzungspartner gefragt, der Sie sanft wieder zur Verbundenen Atmung zurückführt.

Wie am Anfang beschrieben, ist es möglich, dass es während der Sitzung, vor allem bei der Annäherung an innere Blockaden, zu starken energetischen Prozessen kommt.

Um diese zu unterstützen, können Sie mit einer starken rhythmischen Musik (zum Beispiel Trommeln) den inneren Kampf beschleunigen und intensivieren. In dieser Phase ist es durchaus möglich, dass Sie durch Weinen, Schluchzen oder Schreien Ihren Gefühlen Ausdruck geben müssen. Lassen Sie auch diese unbedingt zu.

Nach dem Lösen einer solchen Blockade, das oft sehr spontan und schlagartig erfolgt, werden Sie mit einem sehr starken, beglückenden Gefühl überschäumender Lebenskraft belohnt. Für diesen Abschnitt der Sitzung empfiehlt es sich, dass der Partner eine sanfte Musik zum Ausgleiten einlegt. Ihr Atem wird sich zu diesem Zeitpunkt von alleine in eine tiefe Vollatmung umgewandelt haben.

Nach der Sitzung kann ein Gespräch über das Erlebte das ganze Geschehen zu einem gelungenen Ganzen abrunden.

Übungen im Wasser

Baden hält Ihren Energiekörper rein. Eine wie oben beschriebene Sitzung kann auch im Wasser erfolgen, was die Wirkung dieser Atemtechnik noch verstärkt. Das Wasser sollte nach Möglichkeit eine Temperatur von 37 Grad haben (wie im Mutterleib).

Eine solche Sitzung kann durchaus in der Badewanne erfolgen. Idealerweise sollte der ganze Körper mit Wasser bedeckt sein, nur die Nase ragt zum Atmen aus dem Wasser. Der Partner hält dabei Ihren Körper und vermittelt dadurch das notwendige Gefühl von Sicherheit.

Ansonsten erfolgt diese Sitzung wie zuvor beschrieben.

Anmerkung

Ängste, die während, vor oder nach der Geburt entstanden sind, werden oft als Trauma in uns verankert und können sich im Laufe eines Lebens als Krankheitsmuster in unserem Körper offenbaren. Durch den »Verbundenen Atem« werden diese Muster gelöst und Heilung kann zugelassen werden. Haltungs- und Verhaltensmuster werden ebenso gelöst und ermöglichen einem Menschen damit eine völlig neue Entwicklung.

Der »Verbundene Atem« führt außerdem zu einem sehr starken Reinigungsprozess im gesamten Körper. Viele Giftstoffe werden dabei über Haut, Lunge, Darm und Blase ausgeschieden. Deshalb ist es empfehlenswert, nach der Sitzung ausgiebig zu duschen und viel natürliches Wasser zu trinken.

Die Selbstheilungskräfte des Körpers werden stark angeregt. Der gesamte Organismus wird gereinigt und besser durchblutet. Die innere Zellatmung wird aktiviert und jede Zelle besser mit Sauerstoff versorgt. Das gesamte Nervensystem und die Aura werden gekräftigt. Es erfolgt ein starker Wandlungsprozess von Körper, Seele und Geist.

Über mehrere Sitzungen hinweg erfahren Sie einen intensiven Prozess der Selbstverwirklichung, der Sie in die höchste Erfahrung des Einsseins führen kann.

Anhang

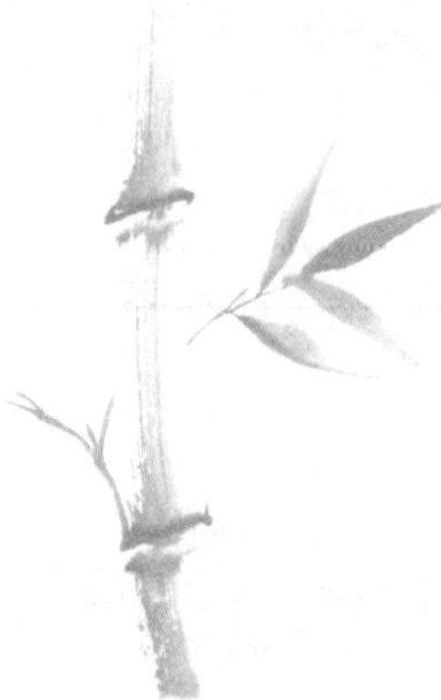

Welche Atemtechnik unterstützt was?

Eigenschaft	Ziel/Wirkung	Atemtechnik
Achtsamkeit	verstärkend	Auf den Atem lauschen
Aggressionen	abbauend	Vokalatmung (i)
Aktivität	steigernd	Farbatmung Feueratmung
Ängste	abbauend	Bauchatmung & Punktsehen Verbundener Atem
Anspannungen	(nervöse) lösend regenerierend	Ausatmung Feueratmung Auf den Atem lauschen
	seelische	Atem fühlen
Anziehungskraft	verstärkend	Farbatmung
Arterienverkalkung	vorbeugend	Vokalatmung (ä)
Atem	vertiefend	Gähnen Wechselseitige Atmung Atemverlängerung
	ruhiger	Auf den Atem lauschen
Atemvermögen	schlechtes	Vokalatmung (a) Intensive Heilatmung Verbundener Atem
Atemzentrum	(im Gehirn)	Vokalatmung (i)
Aufstoßen	beseitigend	Schlangen-Atem

Eigenschaft	Ziel/Wirkung	Atemtechnik
Aura	vitalisierend	Wechselseitige Atmung
		Verbundener Atem
Ausdauer	steigernd	Feueratmung
Bauchspeicheldrüse	belebend	Vokalatmung (o)
Begeisterung	verstärkend	Farbatmung
Beckenbodenmuskulatur	stärkend	Mulabhanda-Atmung
Beruhigung	auslösend	Ruhe finden
		Bauchatmung und Punktsehen
		Farbatmung
		Vollatmung
Bewusstheit	auslösend	Kosmische Farbatmung
		Verbundener Atem
Blase	anregend	Mulabhanda-Atmung
Blut	reinigend	Kühlender Atem
		Vokalatmung (ö)
		Verbundener Atem
Blutdruck	senkend	Regeneration
	normalisierend	Vokalatmung (m)
Chakra	stärkend	Licht-Chakra-Atmung
	harmonisierend	Chakra-Atmung
Charakter	stärkend	Farbatmung
Darm	regulierend	Porenatmung
		Bauchatmung – Zwerchfell spüren
Darmleiden	mindernd	Vokalatmung (u)

Eigenschaft	Ziel/Wirkung	Atemtechnik
Denken	regenerierend	Verbundener Atem
Depressionen	abbauend	Bauchatmung & Punktsehen Mulabhanda-Atmung Das 3. Auge öffnen
Durchblutung	verbessernd	Bauchatmung – Zwerchfell spüren Verbundener Atem
Durchsetzung	steigernd	Farbatmung
Ehrlichkeit	auslösend	Farbatmung
Eigenliebe	steigernd	Heilatmung Verbundener Atem
Emotionales Gleichgewicht	auslösend	Wechselseitige Atmung
Empfindsamkeit	mindernd	Farbatmung
Energieblockaden	lösend	Heilatmung Verbundener Atem
Energiefluss	zentrierend erhöhend	Das 3. Auge öffnen Porenatmung Heilatmung Intensive Heilatmung
Energiefluss	erhöhend	Mulabhanda-Atmung Vollatmung Chakra-Atmung Verbundener Atem

Eigenschaft	Ziel/Wirkung	Atemtechnik
Energiebahnen	reinigend	Wechselseitige Atmung Verbundener Atem
Entgiftung	auslösend	Porenatmung Verbundener Atem
Entspannung	auslösend	Zen-Atmung Farbatmung
Epiphyse	anregend	Vokalatmung (i) Das 3. Auge öffnen
Erfüllung	innere	Farbatmung
Erkältung	Schutz vor beseitigend	Kühlender Atem Vokalatmung (i)
Falten (Gesicht)	gegen	Pendelatem
Frauenleiden	verringernd	Vokalatmung (o) Mulabhanda-Atmung
Freimütigkeit	hervorrufend	Farbatmung
Frieden finden	auslösend	Farbatmung Verbundener Atem Pendelatem Chakra-Atmung
Fröhlichkeit	auslösend	Farbatmung
Gedächtnis	aktivierend	Atem fühlen
Gehirn	Alpha-Wellen erzeugend Blutleere beseitigend	Feueratmung Vokalatmung (ä)
Geistige Kraft	steigernd	Farbatmung Verbundener Atem
Gelassenheit	auslösend	Pendelatem Chakra-Atmung
Gemütsverfassung	ausgleichend	Vokalatmung (i)

Eigenschaft	Ziel/Wirkung	Atemtechnik
Geschlechtsorgane	stärkend	Mulabhanda-Atmung
	regenerierend	Mulabhanda-Atmung
Giftstoffausscheidung	auslösend	Gähnen Grundübung Bauchatmung
Giftstoffausscheidung	auslösend	Feueratmung Verbundener Atem
Gleichgewicht	inneres	Farbatmung Chakra-Atmung
Haltung	Körper	Auf den Atem lauschen
Haltungsschäden	aufhebend	Bauchatmung – Tor des Lebens Intensive Heilatmung Verbundener Atem
Hämorrhoiden	abbauend	Mulabhanda-Atmung
Harmonie	innere	Lichtatmung Vollatmung Blasebalgatmung Pendelatem Chakra-Atmung
Haut	regenerierend	Kühlender Atem
Heilung	beschleunigend	Bauchatmung und Punktsehen
	intensivierend	Regeneration
Heiserkeit	abbauend	Vokalatmung (e)

Eigenschaft	Ziel/Wirkung	Atemtechnik
Herz	beruhigend	Ausatmung Vokalatmung (ö)
	kräftigend	Vokalatmung (o)
	entlastend	Bauchatmung – Zwerchfell spüren
Herzensgüte	anregend	Lichtatmung
Hormonhaushalt	ausgleichend	Das 3. Auge öffnen
Hormonproduktion	anregend	Bauchatmung – Zwerchfell spüren
Hungergefühle	dämpfend	Kühlender Atem
Hypophyse (Hormonproduktion)	anregend	Bauchatmung und Punktsehen Regeneration Vokalatmung (i) Verbundener Atem
Immunsystem	stärkend	Vokalatmung (a) Porenatmung Verbundener Atem Feueratmung
Impotenz	behebend	Vokalatmung (ü) Mulabhanda-Atmung
Intellekt	steigernd	Farbatmung
Intuition	anregend	Farbatmung
Ionen-Aufladung	auslösend	Feueratmung
Kehlkopf	entlastend	Vokalatmung (e)
Klarheit	geistige	Farbatmung Verbundener Atem
Körperbewusstsein	steigernd	Heilatmung

Eigenschaft	Ziel/Wirkung	Atemtechnik
Komplexe (seelische)	abbauend	Vokalatmung (a) Verbundener Atem
Kopf	klärend	Feueratmung
Kopfschmerzen	mindernd	Wechselseitige Atmung Vokalatmung (i)
Konzentration	steigernd	Atemfühlen Grundübung Bauchatmung Zen-Atmung Die eigene Energie erhöhen
Kosmischer Einklang	auslösend	Lichtatmung Verbundener Atem Kevali-Atmung
Kraft	speichernd	Mulabhanda-Atmung Vollatmung
Kreativität	steigernd	Farbatmung
Langlebigkeit	steigernd	Regeneration Verbundener Atem
Lebensbejahung	anregend	Farbatmung
Lebensenergie	erhöhend	Vokalatmung (a, ö) Verbundener Atem
Lebensfreude	auslösend	Farbatmung
Leichtigkeit	auslösend	Farbatmung
Leistungskraft	steigernd	Feueratmung Verbundener Atem

Eigenschaft	Ziel/Wirkung	Atemtechnik
Liebe	fördernd	Farbatmung
Logisches Denken	fördernd	Farbatmung
Lunge	entgiftend	Ausatmung
	reinigend	Lungenreinigung Vokalatmung (m)
– Gasaustausch	fördernd	Feueratmung
	kräftigend	Vokalatmung (a) Feueratmung
	kühlend	Kühlender Atem
Lungenkapazität	erhöhend	Feueratmung Verbundener Atem
Lungenspitzen	entspannend	Vokalatmung (a)
Lymphsystem	aktivierend	Porenatmung
Macht (materielle)	stärkend	Farbatmung
Magen	stärkend	Schlangen-Atem Vokalatmung (u)
Mandelentzündung	lindernd	Vokalatmung (e)
Medialität	fördernd	Farbatmung
Meditation	unterstützend	Zen-Atmung
Mentale Kräfte	aktivierend	Das 3. Auge öffnen
Migräne	lindernd	Wechselseitige Atmung Vokalatmung (i)
Müdigkeit	mindernd	Gähnen Vokalatmung (ä)
Nasenbeschwerden	lindernd	Vokalatmung (i)
Nebenhöhlen	reinigend	Feueratmung
Nebennieren	entlastend	Vokalatmung (ü)
Nervensystem	stärkend	Feueratmung Verbundener Atem
Nerven	ausgleichend	Pendelatem

Eigenschaft	Ziel/Wirkung	Atemtechnik
Nervöse Anspannungen	lindernd	Das 3. Auge öffnen
Nieren	allgemein	Vokalatmung (ü)
	reinigend/ kräftigend	Bauchatmung – Tor des Lebens
Offenheit	steigernd	Farbatmung
Ohrensausen	lindernd	Vokalatmung (i)
		Konsonant- atmung (m)
Potenz	steigernd	Vokalatmung (e)
		Mulabhanda- Atmung
Prana-Strom	harmonisierend	Wechselseitige Atmung
Prostata	entlastend	Mulabhanda- Atmung
		Vokalatmung (u)
Psyche	kräftigend	Farbatmung
		Vollatmung
		Verbundener Atem
Rachenbeschwerden	lindernd	Vokalatmung (i)
Raucherentwöhnung	unterstützend	Lungenreinigung
		Feueratmung
Regeneration	fördernd	Regeneration
		Die eigene Energie erhöhen
		Mulabhanda- Atmung
		Vollatmung
		Licht-Chakra- Atmung

Eigenschaft	Ziel/Wirkung	Atemtechnik
Reinigung	allgemein	Farbatmung Porenatmung Verbundener Atem
Rückenprobleme	allgemein	Auf den Atem lauschen
Rückenschmerzen	lindernd	Bauchatmung – Tor des Lebens
Samadhi	fördernd	Farbatmung Kevali-Atmung Verbundener Atem
Sammlung, innere	stärkend	Zen-Atmung
Sauerstoffniveau	erhöhend	Gähnen Feueratmung Verbundener Atem
Schilddrüse	ausgleichend	Vokalatmung (e)
Schlafstörungen	lindernd	Ruhe finden
Schlaganfall	vorbeugend	Vokalatmung (ä)
Schleim	lösend	Vokalatmung (m)
Schleimhäute	ausgleichend	Vokalatmung (e)
Schnupfen	lindernd	Vokalatmung (e)
Schock	lindernd	Das 3. Auge öffnen
Schwerhörigkeit	lindernd	Vokalatmung (m)
Schwindel	lindernd	Vokalatmung (m)
Selbstbeherrschung	steigernd	Zen-Atmung Farbatmung
Selbstbewusstsein	steigernd	Bauchatmung und Punktsehen Regeneration Vollatmung Verbundener Atem

Eigenschaft	Ziel/Wirkung	Atemtechnik
Selbstheilung (siehe Heilung)		
Selbstsicherheit	steigernd	Bauchatmung und Punktsehen
Selbstverwirklichung	fördernd	Verbundener Atem
Sexualdrüsen	anregend	Vokalatmung (ü)
Sexualorgane	anregend	Vokalatmung (ü) Mulabhanda-Atmung
Sonnengeflecht	belebend	Vokalatmung (ö)
Spannkraft	fördernd	Grundübung Bauchatmung
Stärke	steigernd	Farbatmung
Stimmbänder	pflegend	Vokalatmung (e)
Stimmvolumen	erhöhend	Vokalatmung (m)
Stimmung	steigernd	Vokalatmung (ö)
Stress	senkend	Atemfühlen Bauchatmung und Punktsehen Regeneration
Stuhlträgheit	regulierend	Vokalatmung (u) Bauchatmung Zwerchfell spüren
Tatkraft, fehlende	generierend	Vokalatmung (a)
Thymusdrüse	ausgleichend	Vokalatmung (a)
Verdauungstrakt	reinigend	Schlangen-Atem
Verjüngung	allgemein	Verjüngungsatmung Verbundener Atem
– Organe	kräftigend	Vollatmung
Versenkung	fördernd	Kevali-Atmung
Verspannungen	lösend	Gähnen

Eigenschaft	Ziel/Wirkung	Atemtechnik
Vitalität	steigernd	Bauchatmung (Grundübung) Wechselseitige Atmung Farbatmung Licht-Chakra-Atmung Feueratmung
Wille	klärend	Farbatmung
Zellatmung	aktivierend	Wechselseitige Atmung Verbundener Atem
Zentrierung	steigernd	Zen-Atmung Die eigene Energie erhöhen
Zielsicherheit	fördernd	Regeneration

Bevor Du daran denkst, die Welt zu kontrollieren,
kontrolliere Deinen Atem.
Zwinge ihn in ein einfaches Maß.
Denn der Ursprung des Lebens gleicht einem Kristall,
den der große Geist in die Wasser der Zeit
geworfen hat.
Die Wellen der Zeit spiegeln sich in Deinem Atem.

Der ganze Kosmos ist erforderlich,
um eine einzige Blume hervorzubringen.
Thich Nhat Hanh

Literatur

Aivanhov, Omraan Mikhael: Die Atmung. Rottweil 1995
Alke, Harald: Die Stufen des Pranayama. Flörsheim 1992
Baker, Douglas: Überbewusstsein durch Meditation. Spigno Saturnia (I) 1996
Banzhaf, Hajo: Der Mensch in seinen Elementen. München 1993
Bardon, Franz: Der Weg zum wahren Adepten. Freiburg 1955
Beh, Dieter: Atemgymnastik. München 1999
Dahlke, Ruediger/Neumann A.: Das Geheimnis des Atems. München 2000
Desikachar, T.K.V.: Yoga – Tradition und Erfahrung. Petersberg 1997
Dürckheim, K.G.: Hara – Die Erdmitte des Menschen. München 1981
Edel, H./Knauth, K.: Atemtherapie. München 1999
Gerzabek, Ute: Atemtraining. München 1999
Grill, Heinz: Harmonie im Atmen. München 1989
Hirschi, Gertrud: Mudras. Freiburg 1998
Huang Xiaokuam: Krebsverhütung und -behandlung durch Atemübung. Beijing (China) 1999
Hyams, Joe: Der Weg der leeren Hand. München 1991
Iding, Doris: Bewusstes Atmen. München 2000
Kia, R.A./Schulze-Schindler, R.: Sonne, Mond und Stimme. Braunschweig 1996
Kilham, Christopher S. : Lebendiger Yoga. München 1994
King, Serge: Begegnung mit dem verborgenen Ich. Braunschweig 1991
Koch, Werner: Das Atem-Heilbuch. Aitrang 1993
Kos, Kala/Selby, John: Die Huna-Lehre. München 1999
Kranz, Christine: Der Hauch des Lebens. Bergisch Gladbach 1999
Lewis, Dennis: Das Tao des Atems. Kreuzlingen 1997
Lodes, Hiltrud: Atme richtig. München 1985
Lörler, Marielu: Hüter des alten Wissens. Darmstadt 2000
Lysebeth, Andre van: Die große Kraft des Atems. München 1972

Maier, Dr. K.F.: Kursbuch Atmung. Leoben (A) 1998
Manning, G.: Das Wunder der psychischen Kraft des Universums. Basel 1975
Paramahansa Hariharananda: Kriya Yoga. Kreuzlingen 2000
Patanjali: Die Wurzeln des Yoga. München 1976
Reich, Wilhelm: Die Entdeckung des Orgons. Köln 1969
Roden, Rüdiger von: Das Erleben erweiterten Bewusstseins. Paderborn 1997
Sacharow, Boris: Kriya Yoga. Argenbühl 1959
Sacharow, Yogiraj Boris: Yoga aus dem Urquell. München 1983
Satya Singh: Das Kundalini Yoga-Handbuch. München 1990
Schaarschuch, Alice: Der atmende Mensch. Bietigheim-Bissingen 1995
Schaarschuch, Alice: Lösungs- und Atemtherapie. Bietigheim-Bissingen 1993
Scheufele-Osenberg, M.: Atemschulung. Düsseldorf 1987
Schmidt, K.O.: Kraft durch Atmen. Hammelburg 1971
Schmitt, J.L.: Atemheilkunst. Bern (CH) 1986
Schroeder, Burkhard: Atemekstase Rebirthing. Essen 1994
Spachtholz, Barbara: Power-Atem. Regensburg 1999
Stellber, Rüdiger: Rebirthing. Mannheim 1992
Sunyata Saraswati: Juwel im Lotos. Freiburg 1991
Swami Rama/Ballentine, R./Hymes, A.: Die Wissenschaft vom Atem. München 2000
Swami Sivananda Radha: Kundalini-Praxis. Freiburg 1992
Teegen, Frauke: Die Begegnung mit dem Schatten. Hamburg 1985
Thich Nhat Hanh: Heute achtsam leben. Freiburg 1999
Thich Nhat Hanh: Das Wunder des bewussten Atems. Berlin 2000
Waess, Harry: Yoga für Anfänger. München 1995
Waldemar, Charles: Siegreich durch Yoga. München 1960
Wiegel, Suzan H.: Handbuch Kahuna-Medizin. Kreuzlingen 1996
Yogi Deenbandhu (Detlef Uhle): Das rororo Yoga-Buch für Anfänger. Hamburg 1984